管理栄養士養成のための
栄養学教育モデル・コア・カリキュラム準拠

第4巻

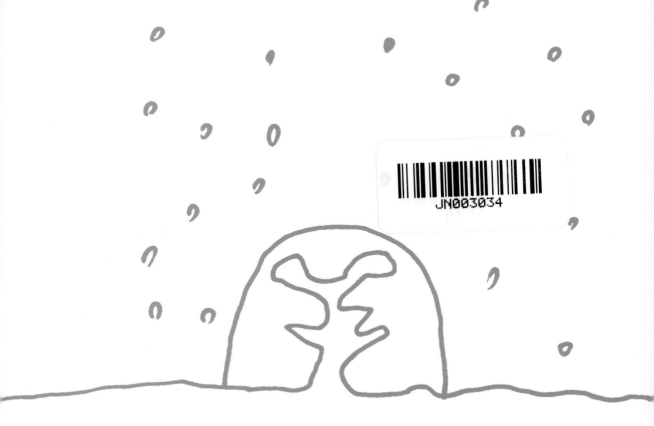

栄養管理の基本

栄養ケア・マネジメントと
食事摂取基準の理解

特定非営利活動法人 日本栄養改善学会　監修

小切間美保・木戸康博　編

医歯薬出版株式会社

監修

特定非営利活動法人 日本栄養改善学会

編者

小切間美保	こぎりま みほ	同志社女子大学生活科学部 教授
木戸　康博	きど やすひろ	甲南女子大学医療栄養学部 教授

執筆者一覧

浅田　祐一	あさだ ゆういち	鎌倉女子大学家政学部 講師
上西　一弘	うえにし かずひろ	女子栄養大学栄養学部 教授
岡本　美紀	おかもと みき	長崎国際大学健康管理学部 教授
小倉　嘉夫	おぐら よしお	神戸女子大学家政学部 教授
栢下　　淳	かやした じゅん	県立広島大学人間文化学部 教授
木戸　康博	前掲	
桒原　晶子	くわばら あきこ	大阪公立大学生活科学部 教授
小切間美保	前掲	
佐々木　敏	ささき さとし	東京大学大学院医学系研究科 教授
杉浦　令子	すぎうら れいこ	和洋女子大学家政学部 教授
鈴木　太朗	すずき たろう	龍谷大学農学部 講師
武見ゆかり	たけみ ゆかり	女子栄養大学栄養学部 教授
田中　茂穂	たなか しげほ	女子栄養大学栄養学部 教授
塚原　丘美	つかはら たかよし	名古屋学芸大学管理栄養学部 教授
福村　智恵	ふくむら ともえ	大阪公立大学大学院生活科学研究科 准教授
平安座依子	へいあんざ よりこ	テュレーン大学公衆衛生大学院疫学部 リサーチアシスタントプロフェッサー
真鍋　祐之	まなべ さちのぶ	元　長崎国際大学 教授
柳沢　香絵	やなぎさわ かえ	相模女子大学栄養科学部 教授
吉池　信男	よしいけ のぶお	青森県立保健大学健康科学部 教授
由田　克士	よした かつし	大阪公立大学大学院生活科学研究科 教授
渡邊　英美	わたなべ えみ	帝塚山大学現代生活学部 准教授

（五十音順）

This book is originally published in Japanese
under the title of :

KANRIEIYOSHIYOSEINOTAMENO EIYOGAKUKYOIKU MODERU KOA KARIKYURAMU JUNKYO
EIYOKANRINOKIHON

(Based on the Nutritional Science Education Model Core Curriculum for Training of Registered Dietitians-
Basics of Nutrition Care Management)

Editor :
The Japanese Society of Nutrition and Dietetics

© 2021 1st ed.

ISHIYAKU PUBLISHERS, INC.
　7-10, Honkomagome 1 chome, Bunkyo-ku,
　Tokyo 113-8612, Japan

特定非営利活動法人 日本栄養改善学会

管理栄養士養成のための
栄養学教育モデル・コア・カリキュラム準拠
教科書シリーズ発刊に寄せて

管理栄養士養成のための栄養学教育モデル・コア・カリキュラム

　国民の健康問題や少子高齢化社会におけるさまざまな問題を改善できる高度な専門的知識および技能を有する管理栄養士の育成を目的とし，平成 12（2000）年に栄養士法の改正が行われました．一方，管理栄養士養成施設数は，平成 7（1995）年の約 30 校から平成 30（2018）年には 150 校ほどに急増し，毎年約 1 万人が管理栄養士国家試験に合格し，管理栄養士名簿に登録され，その教育の質の担保が重要となっています．

　日本栄養改善学会では，教育課程は本来その専門職のコアカリキュラムに基づいて設定されるべきものという考え方から，学術団体として独自に「管理栄養士養成課程におけるモデルコアカリキュラム」の検討を行ってきました．その実績を踏まえ，厚生労働省から委託を受け，平成 30（2018）年度に**「管理栄養士・栄養士養成のための栄養学教育モデル・コア・カリキュラム」**を策定，公表しました．

　本モデル・コア・カリキュラムでは，管理栄養士・栄養士に共通して期待される像を「栄養・食を通して，人々の健康と幸福に貢献する」としました．栄養学を学術的基盤とし，栄養・食を手段として，さまざまな人々の健康はもとより，より広義の well-being に寄与する専門職であることを，明瞭簡潔に表現したものです．

　そして，期待される像を実現するモデル・コア・カリキュラムの全体的な構造を概念図（次頁）にしました．上部の A「管理栄養士・栄養士として求められる基本的な資質・能力」の達成に向けて，B を踏まえ，左側の C から右側の G や H へと，基礎的な学修内容から総合的，統合的な内容へと学修が発展します．また，基礎教養科目や各養成施設の教育理念に基づく独自の教育内容も位置づけています．

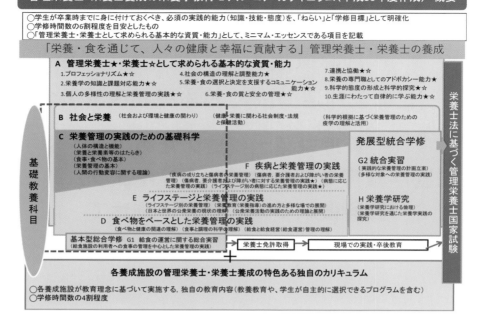

管理栄養士・栄養士養成の栄養学教育モデル・コア・カリキュラム（平成30年度作成）概要

○学生が卒業時までに身に付けておくべき，必須の実践的能力（知識・技能・態度）を，「ねらい」と「学修目標」として明確化
○学修時間数の6割程度を目安としたもの
○「管理栄養士・栄養士として求められる基本的な資質・能力」として，ミニマム・エッセンスである項目を記載

「栄養・食を通じて，人々の健康と幸福に貢献する」管理栄養士・栄養士の養成

A 管理栄養士★・栄養士☆として求められる基本的な資質・能力
1.プロフェッショナリズム★☆
2.栄養学の知識と課題対応能力★☆
3.個人の多様性の理解と栄養管理の実践
4.社会の構造の理解と調整能力★☆
5.栄養・食の選択と決定を支援するコミュニケーション能力★☆
6.栄養・食の質と安全の管理★☆
7.連携と協働★☆
8.栄養の専門職としてのアドボカシー能力★
9.科学的態度の形成と科学的探究★☆
10.生涯にわたって自律的に学ぶ能力★☆

栄養士法に基づく管理栄養士国家試験

基礎教養科目

B 社会と栄養（社会および環境と健康の関わり）（健康・栄養に関わる社会制度・法規と保健活動）（科学的根拠に基づく栄養管理のための疫学の理解と活用）

C 栄養管理の実践のための基礎科学
（人体の構造と機能）
（栄養と栄養素等のはたらき）
（食事・食べ物の基本）
（栄養管理の基本）
（人間の行動変容に関する理論）

発展型統合学修
G2 統合実習
（実践的な栄養管理の計画立案）
（多様な対象への栄養管理の実践）

F 疾病と栄養管理の実践
（疾病の成り立ちと傷病者の栄養管理）（傷病者，要介護者および障がい者の栄養管理）（傷病者，要介護者および障がい者に対する栄養管理の実践★）（病態に応じた栄養管理の実践）（ライフステージ別の病態に応じた栄養管理の実践★）

H 栄養学研究
（栄養学研究における倫理）
（栄養学研究を通じた栄養実践能力の探究）

E ライフステージと栄養管理の実践
（ライフステージ別の栄養管理）（栄養教育・栄養指導の進め方と多様な場での展開）
（日本と世界の公衆栄養の現状の理解）（公衆栄養活動の実践のための理論と展開）

D 食べ物をベースとした栄養管理の実践
（食べ物と健康の関連の理解）（食事と調理の科学の理解）（給食と給食経営（給食運営）管理の理解）

基本型総合学修　G1　給食の運営に関する総合実習
（給食施設の利用者への食事の管理を中心とした栄養管理の実践）

栄養士免許取得　→　現場での実践・卒後教育

各養成施設の管理栄養士・栄養士養成の特色ある独自のカリキュラム

○各養成施設が教育理念に基づいて実施する，独自の教育内容（教養教育や，学生が自主的に選択できるプログラムを含む）
○学修時間数の4割程度

モデル・コア・カリキュラムの趣旨と活用

　本モデル・コア・カリキュラムでは，管理栄養士養成における基礎教養分野を除く学修時間の3分の2程度で履修可能となるよう内容を精選しています．学生が卒業時までに身につけておくべき必須の実践能力について，具体的な学修目標をいわゆるコンピテンシーの獲得として記述しました．共通したモデル・コア・カリキュラムに基づく学修は，社会に対する管理栄養士の質保証に資するとともに，管理栄養士は何ができる専門職なのかを広く国民に対して提示することにもなります．

　養成課程のカリキュラム構築は，各分野の人材養成に対する社会的要請や学問領域の特性等を踏まえつつ，各養成施設が建学の精神や独自の教育理念に基づいて自主的・自律的に行うべきものです．各養成施設がカリキュラムを編成するに当たっては，学修目標だけでなく，学修内容や教育方法，学修成果の評価のあり方等も重要な検討課題です．各養成施設においては，本モデル・コア・カリキュラムの学修目標を内包したうえで，特色ある独自のカリキュラムを構築されることを期待申し上げます．

新シリーズ編集の経緯・ねらい

　日本栄養改善学会では2011年より，医歯薬出版株式会社との共同事業として，学会独自のモデル・コア・カリキュラムに基づく教科書シリーズを発行してまいりました．この度，新たに国として初めての「管理栄養士・栄養士養成のための栄養学教育モデル・コア・カリキュラム」の策定を受け，これまでのシリーズを全面刷新することにいたしました．

　新シリーズは，厚生労働省の了解も得て，「管理栄養士養成のための栄養学教育モデル・コア・カリキュラム準拠」教科書シリーズと称することとなりました．各

巻の編者は，モデル・コア・カリキュラム策定に深く携わった先生方にお引き受けいただき，栄養学教育および管理栄養士の職務に造詣の深い先生方にご執筆をお願いしました．

　本モデル・コア・カリキュラムは，先述の概念図に示すように，科目の相互のつながりや学修内容の発展段階を踏んで上級学年へと進められるように構成されています．このため新シリーズは，国家試験の出題基準に沿った目次構成となっている従来の教科書とは異なり，管理栄養士養成課程での系統立った学修の流れを示し，各巻のつながりを意識した構成といたしました．学生が卒業後一人の管理栄養士として現場に出た際に，管理栄養士・栄養士の期待される像の実現を可能とできるように，構成や内容の充実を図っております．

読者に期待すること

　管理栄養士養成課程で学ぶ皆さんは，卒業後は大きな社会の変革のなかで，課題解決力をもち，「栄養・食を通して，人々の健康と幸福に貢献する」管理栄養士となることが期待されます．栄養学およびその背景にある学問や科学・技術の進歩に伴う新たな知識や技能について，すべてを卒前教育で修得することは困難であり，卒業後も自律的に自己研鑽していくことが必要です．そのための基本的な能力を，本シリーズを通して培っていただければ，編者，執筆者一同，幸甚に思います．

　2021 年 2 月

村山伸子

特定非営利活動法人 日本栄養改善学会　理事長

武見ゆかり

特定非営利活動法人 日本栄養改善学会　前理事長

序

　わが国がめざす「誰もがより長く元気に活躍できる社会の実現」において，よりよい栄養管理の方策を考え，実践できる管理栄養士が求められています．今後さらなる社会の変化が予想されるなかで管理栄養士が栄養管理を担っていくためには，その基本事項を学術的に深く理解することにより，現状に適応して応用できる力を伸ばす教育が必要です．

　本書「栄養管理の基本」は，日本栄養改善学会が厚生労働省の委託を受けて策定した「管理栄養士・栄養士養成のための栄養学教育モデル・コア・カリキュラム」のうち，「C 栄養管理の実践のための基礎科学」の「4. 栄養管理の基本」で示した学修目標に準じて構成されました．ここでの栄養管理とは，管理栄養士が行う業務全般をさし，多様な職域での栄養管理およびライフステージや健康状態の異なる対象者への栄養管理を意味します．また，人を対象に栄養管理を実践するマネジメントサイクルのことを栄養ケア・マネジメントと表現しました．

　現在，さまざまな場面で「栄養管理」「栄養ケア・マネジメント」「栄養管理プロセス」の表現が用いられています．日本栄養士会は「栄養管理プロセス」という表現の使用を勧め，2018 年に「栄養管理プロセス」という書籍が出版されました．一方で，モデル・コア・カリキュラム作成時のパブリックコメントにおいては，「栄養管理プロセス」より「栄養ケア・マネジメント」の表現を推す意見も複数ありました．また，2019 年改定の管理栄養士国家試験出題基準では，「栄養ケア・マネジメント」という用語を用い，管理栄養士にその理解を求めています．本書では，これらのことを総合的に勘案し，「栄養ケア・マネジメント」と表現することにいたしました．このように，専門用語の定義を含め今後も，栄養学の社会的意義を熟慮しながら管理栄養士養成のあり方を検討していく必要があると考えています．

　以上の趣旨をご理解いただき，本書を管理栄養士の養成教育に役立てていただければ幸いです．また，すでに管理栄養士になられた方がたにも，手に取っていただけたらうれしく思います．どのような時代でも，食は人間の営みとともにあり，食に関わる専門職はなくなりません．本書で学ぶ方々には，知識・技術を学修して基礎力を高めるとともに，人間の食のあり方を考え続け，人の食生活に寄り添う感性と時代を切り拓

く創造性を磨いていただきたく思います．さらに，本書で学んだ管理栄養士が，実践研究活動を通して栄養学の発展に寄与することを期待してやみません．

　最後に，出版に当たり大変お世話になった医歯薬出版編集部やご関係の皆様に心から感謝申し上げます．

2021 年 2 月

編者一同

Contents

Chapter 5 社会環境のアセスメント （吉池信男） 143

栄養管理

管理栄養士の職務の基盤となる栄養管理の内容と専門用語について深く理解し，応用・発展させる基礎を培う．
- 栄養管理の概念を理解できる．
- 栄養ケア・マネジメントの過程を説明できる．
- 医療分野における栄養管理の手順と記録を理解できる．
- 保健分野における栄養管理の手順と記録を理解できる．

　栄養管理とは，栄養・食を通じた人々の健康の維持・増進，疾病の発症予防・重症化予防および治療に対する支援の実践活動である．本章では栄養管理の概要と実践につなげる栄養ケア・マネジメントの過程について解説する．さらに，医療分野と保健分野の栄養管理の実際について取り上げる．

1. 栄養管理の概念

　栄養管理とは，管理栄養士がマネジメントサイクルに沿って，系統的に実施する栄養活動の総称である．すなわち，対象となる個人や集団に対し，適切なスクリーニングとアセスメントを行い，課題を明確にし，課題解決のための計画を立案，実施，モニタリング，評価するという一連の栄養活動を意味する．

　栄養管理の内容は，**図1-1**に示すとおり，対象となるヒト集団の規模と，健康状態によって異なり，その表現（呼び方）も分野によって異なる．

　栄養管理のうち，個人から小集団までの人を対象に，栄養スクリーニング，栄養アセスメント，栄養ケア計画の立案，計画の実施，モニタリング，評価を行い，栄養ケア計画の見直しを行って，より質の高い栄養ケアの実践につなげるマネジメントサイクルのことを，**栄養ケア・マネジメント**という．栄養ケア・マネジメントは，管理栄養士が行う栄養管理のなかでも該当する範囲が広く，管理栄養士の核となる活動といっても過言ではない．

　また，対象が傷病者・要介護者の個人を中心とする臨床栄養分野における栄養ケア・マネジメントには，国際的な基準として提案されている **NCP：Nutrition Care Process**（栄養ケアプロセス）[注]が活用されている．

　一方，対象が健常者，もしくは疾病（リスク）を有していても通常の社会

NCP

米国栄養士会が，栄養管理の質の改善をめざし，栄養管理の過程を標準化するため，4区分（栄養アセスメント，栄養診断，栄養介入，栄養モニタリングと評価）で手順を示したもの（p6コラム参照）．

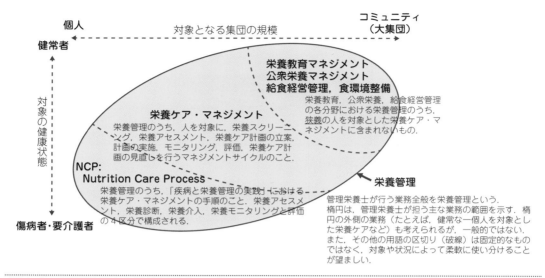

図 1-1 ● 管理栄養士の栄養学教育モデル・コア・カリキュラムにおける栄養管理の概念と類似の用語で示される概念の関係（概念図）

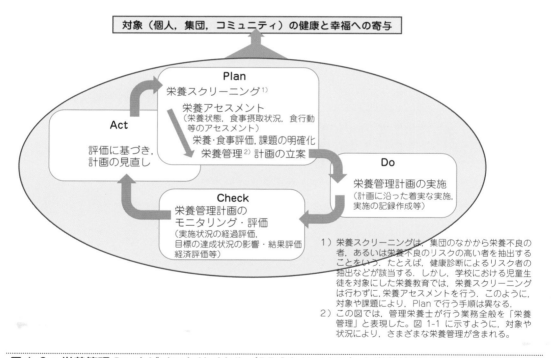

図 1-2 ● 栄養管理のマネジメントサイクル（PDCA サイクル）と栄養管理の目的

　　　生活を送っている個人，あるいは集団を対象とする栄養教育の場合には，**栄養教育マネジメント**という．また，個人ではなく大集団やコミュニティ全体を対象とする場合には，**公衆栄養マネジメント**と表現される．**給食経営管理**や**食環境整備**においては，その概念のなかにマネジメントの要素を含み，あえてマネジメントをつけずに，そのままで表現されることが多い．

　　　以上のように，対象や分野によって栄養管理の呼び方は異なるが，アセス

メント，栄養評価，課題の明確化，計画の立案，実施，モニタリング・評価，計画の見直しという一連の系統だった活動から構成されるマネジメントサイクルという点は同じである．マネジメントサイクルの代表が，**図 1-2**に示す PDCA サイクルである．

2. 栄養管理の目的と意義

　栄養管理の目的は，適切なアセスメントに基づく課題の明確化から始まるマネジメントサイクルに沿って，栄養ケア・マネジメントを実施することにより，人々の健康の維持・増進，疾病の発症予防・重症化予防および治療に対する適切な支援を行うことである．それにより，図 1-2 の上部にあるように，人々の健康はもとより幸福に寄与することをめざすのが，管理栄養士の行う栄養管理である．健康への貢献だけであれば，他の医療職も同じか，より重要な役割を有している場合も少なくない．しかし，人々が食事や食生活に求めるものは，栄養バランスや健康への寄与だけではない．おいしさや楽しみといった要素が不可欠である．対象の健康状態や食事摂取状況等を適切にアセスメントしたうえで，さらに対象の嗜好や価値観なども考慮して，適切な栄養管理計画を立案できなければならない．また，計画実施後には，アセスメントとの対応で，誰が見ても客観的，科学的に妥当な評価を行い，その結果を踏まえ，次のプランの見直しへとつなげることが必要である．

　管理栄養士は，栄養学を学術的基盤とし，栄養・食を手段として，人々の健康はもとより，より広義の well-being である幸福に寄与する専門職である．管理栄養士の職場は，臨床栄養，公衆栄養，給食経営管理，食品企業など多様である．どのような場で，どのような対象に栄養管理を行うことになろうとも，栄養管理の基本を確実に修得し，その基本を自らが置かれた場で応用，展開できる力が必要である．

3. 栄養ケア・マネジメント

1）PDCA サイクルと栄養ケア・マネジメント

　個人や集団における栄養・食生活に関する問題は，個人の栄養素（食物）摂取レベル，知識・態度・行動レベル，環境レベルのようにそれぞれのレベルの関連因子が重なっている（p144，図 5-1 参照）．そのため，短期間で解決できるものから，長期間介入することによって解決できるもの，あるいは長期間介入しても簡単には解決できないものまで千差万別である．そのような問題に対して，適切に解決していくための考え方として，従来から Plan Do See サイクル（PDS サイクル．**図 1-3**）や，Plan Do Check Act サイクル（PDCA サイクル．**図 1-4**）というマネジメントサイクルの手法が活用されてきた．

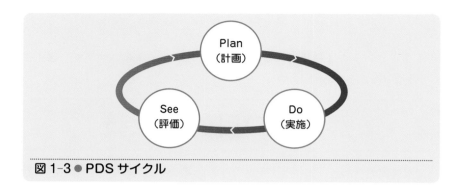

図 1-3 ● PDS サイクル

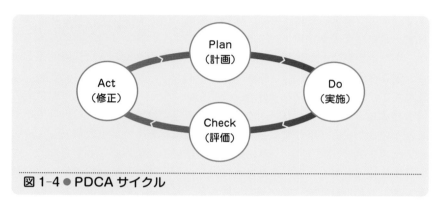

図 1-4 ● PDCA サイクル

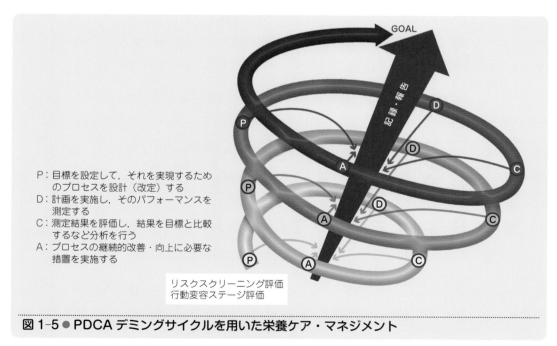

P：目標を設定して，それを実現するため
　のプロセスを設計（改定）する
D：計画を実施し，そのパフォーマンスを
　測定する
C：測定結果を評価し，結果を目標と比較
　するなど分析を行う
A：プロセスの継続的改善・向上に必要な
　措置を実施する

リスクスクリーニング評価
行動変容ステージ評価

図 1-5 ● PDCA デミングサイクルを用いた栄養ケア・マネジメント

　　PDCA サイクルは，1950 年代に品質管理の父といわれるエドワーズ・デ
ミングによって提唱されたものである．この考え方が栄養管理に取り入れら
れ（図 1-5），今日の栄養ケア・マネジメントにおける改善プロセスが確立

されている.

2) 栄養ケア・マネジメントの概要

「管理栄養士・栄養士養成のための栄養学教育モデル・コア・カリキュラム」では, 栄養ケア・マネジメントとは, 図1-1に示すとおり, 栄養管理において, 人を対象に栄養スクリーニング, 栄養アセスメント, 栄養ケア計画の立案, 計画の実施, モニタリング, 評価, 栄養ケア計画の見直しによって, より質の高い栄養ケアの実践につなげるマネジメントサイクルのことをさす.

　栄養管理のマネジメントサイクル (図1-2) を踏まえ, 栄養ケア・マネジメントは, PDCAサイクルを, **図1-6**のように計画 (Plan), 実施 (Do), 評価 (Check), 改善 (Act) の順に沿って進め, 最終的な栄養問題の解決に対して, 段階的に結果を検証しながら継続的に改善していくことである. まず, 栄養スクリーニングによる対象者 (対象集団) のふるい分けと, 栄養アセスメントによる対象者の詳細な栄養状態の評価・判定を行い, 改善のための目標設定をする. 目標達成のために, 栄養ケア計画 (Plan) を立案し, その計画に基づいて食事の提供や栄養素の補給, 栄養教育, 栄養支援などを実施 (Do) する. 実施途中にモニタリングを行い, 目標達成の実現性について栄養ケア・マネジメントの過程あるいは結果を評価 (Check) する. また, 最初の計画に問題があった場合には, どこにその原因があったのかを検討して目標や計画などの修正を行い, 改善 (Act) を図る. これらのすべての過程を記録し, 報告書として整理して保存する. その結果を次の計画にフィー

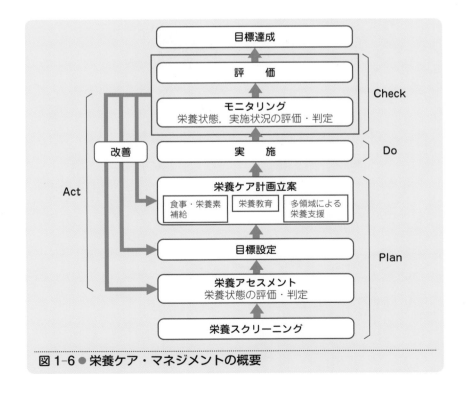

図 1-6 ● 栄養ケア・マネジメントの概要

ドバックしながら，段階的あるいは修正的に問題を解決していく．このように，実際の結果を直視して，常に計画を検証しながらよりよい計画に改善し，実施することで，PDCA サイクルに沿った栄養ケア・マネジメントが実現する．

栄養ケア・マネジメントにおいては，対象が個人あるいは集団か，さらに対象者の身体状況や生活環境など，状況の違いに応じた対応が求められる．

COLUMN

NCP：Nutrition Care Process
（栄養ケアプロセス）

世界各国で栄養管理の導入が行われている．しかし，その方法や使用されている言語の定義，概念などの統一性はないのが現状である．臨床栄養学の先進国である米国栄養士会はこのような状況に対して，2005 年にシカゴで栄養管理の国際的標準化に関する会議を開催し，このときに NCP：Nutrition Care Process（栄養ケアプロセス）という新たな栄養管理の手順を示し，この方法を国際標準とすることを提案した．

NCP は，栄養管理の質の改善をめざし，栄養管理の過程を標準化するため，4 区分〔（栄養アセスメン

ト（nutrition assessment），栄養診断（nutrition diagnosis），栄養介入（nutrition intervention），栄養モニタリング・評価（nutrition monitoring and evaluation）〕で手順を示したものである．2008 年に横浜市で開催された第 15 回国際栄養士会議では，特に栄養診断という用語が話題となった．これは，医師が行う病気の診断とは異なり，栄養領域に限定された状態や現象を診断するものである．NCP は栄養ケア・マネジメントの国際的な基準として提案され，活用されている．

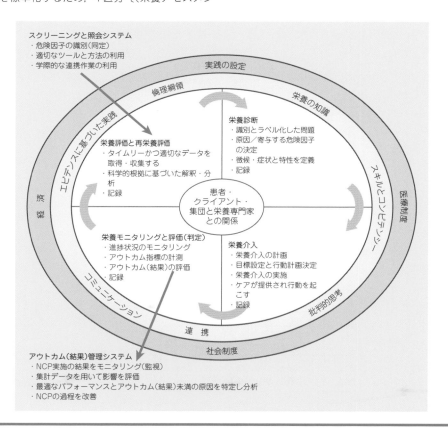

地域住民に対して行う疾病予防や学校における健康の維持・増進などのような主に集団に対する場合，病院における疾病の治療などのような個人に対する場合，健康の維持・増進のような集団および個人に対する場合などの特性に応じて，栄養ケア・マネジメントの実践方法を考えなければならない．

❶栄養スクリーニング

栄養ケア・マネジメントでは，その対象となる人および集団を選定しなければならない．そのためには，**栄養スクリーニング**によるふるい分けを行う．栄養スクリーニングでは，迅速，簡便に対象者を絞り込まなければならない．個人に対する栄養ケア・マネジメントの場合には，まず**主観的栄養評価**による栄養スクリーニングの実施が効果的である．集団に対する場合でも，基本的な考え方は同じである．ただし，集団に対しては性・年齢階級，身体特性，身体活動レベルなどの分布の把握または推定を行う．それぞれの過程では個人とは異なる栄養評価方法が用いられる．

栄養スクリーニングに用いられる指標は，基本的に特別な手法を必要とせず，迅速・簡便に得られるもので，かつ非侵襲な方法で得られるものが望ましい．

❷栄養アセスメントの概要

栄養アセスメントとは，健康状態および栄養状態の改善あるいは食生活向上などを目的とするプログラムを計画するために，対象の個人や集団の健康・栄養状態および関連要因を評価し，栄養状態を判定することで栄養問題を明確化するプロセスと定義できる．栄養アセスメントでは，主観的な情報のみならず，栄養状態の問題点，原因などをより正確に把握する情報として，科学的根拠のある客観的情報などが求められる．情報には，栄養・食に関するものばかりでなく多領域からの情報も重要であり，栄養リスクに対する環境因子や対象者の心理状態なども考慮しなければならない．結果として，栄養アセスメントに基づく栄養リスクが大きければ，その大きさに応じて目標設定を段階的に区切ってプログラムを立てることになる．

栄養アセスメントには，主なものとして**身体計測**（anthropometry），**生化学的検査**（biochemical examination），**臨床診査**（clinical finding），**食事調査**（dietary survey）などがある．これらは英語の頭文字をとって，「栄養アセスメントの ABCD」と呼ばれることがある．

また，栄養アセスメントにはさまざまな分類がある．食欲や体重の変化などの簡単な情報によって評価者が対象者を主観的に栄養評価・判定する**主観的栄養アセスメント**と，詳細な身体計測，生化学的検査，食事調査などによる科学的根拠をもとに客観的に栄養評価・判定する**客観的栄養アセスメント**がある．さらに，時間軸から見た場合，短期間の変動が少ない指標を用いて現時点での栄養状態の栄養評価・判定を行う**静的栄養アセスメント**[注]と，栄養状態の変化に短期間で鋭敏に応答する指標を用いた栄養状態の評価・判定である**動的栄養アセスメント**[注]に分けることができる．このような栄養アセスメントの方法は，栄養状態の評価・判定をするばかりでなく，栄養リスク

栄養スクリーニングの方法

成人には主観的包括的評価（subjective global assessment; SGA），MNA（mini nutritional assessment），MUST（malnutrition universal screening tool），NRS（nutritional risk screening）2002 などが用いられる．また，新生児マススクリーニング検査，小児では発育曲線や肥満度を用いた評価が行われる．

静的・動的栄養アセスメント

静的栄養アセスメントには，身長・体重，体脂肪，骨密度や，血清アルブミン，血清コレステロールなどがある．動的栄養アセスメントには，たんぱく質代謝に関係する rapid turnover protein（RTP）のトランスフェリン，レチノール結合たんぱく質，トランスサイレチンや，尿中 3-メチルヒスチジンなどがある．

をもつ対象者の選別としての栄養スクリーニングや栄養ケア計画のモニタリングおよび最終的な効果の判定にも利用される.

❸目標設定および栄養ケア計画と実施の概要

a) 目標設定

栄養ケア計画の**目標設定**は,対象者あるいは対象集団に応じる必要がある.目標設定の留意点は次のとおりである.

①具体的に実行可能な目標を設定すること

②栄養状態の改善によって健康の維持・増進あるいは疾病の予防・治療などが期待できるものであること

③目標が複数になる場合には,優先性を考慮しなければならないこと

④問題解決が長期化する場合には,段階的に解決するために短期目標と長期目標に区分すること

などが重要となる.

b) 栄養ケア計画

栄養ケア計画では,栄養アセスメントで栄養改善が必要となった対象者あるいは対象集団の栄養状態をよりよい状態へ移行させ,健康の維持・増進と疾病の予防・治療を支援する実践活動を行うために,対象に合わせた具体的な行動計画を立案する.また,それを実行するための支援方法について多領域の関係者と協議し,明文化する.

学校栄養,臨床栄養などのそれぞれの分野で行われる栄養ケア計画の基本的な考え方は同じであるが,詳細な部分では特性に応じて異なる場合がある.栄養ケア計画には,いつ,どこで,誰が,何を,どのように実施するのかを決めておくことが求められる.

c) 栄養ケア計画の実施

個人を対象とする場合,対象者自身の状態を自らが把握し,栄養状態の改善に積極的に取り組むことが求められ,そのために行動科学理論やカウンセリングの考え方が活用される.栄養状態によって実施内容は異なってくる.

栄養支援では,対象者が適切な食生活ができるように**栄養補給法**,**食事提供**,**栄養教育**,**多領域との連携**などの支援活動を行う.

栄養補給法は,対象者の摂食嚥下機能,消化機能などの程度によって経口栄養法,経腸栄養法[注](経鼻法と経瘻法),経静脈栄養法[注](末梢静脈栄養法と中心静脈栄養法)などから選択される.経口栄養法では食事提供を行うが,対象者に適した食事形態を決定し,食事として提供する.もっとも自然で日常的な摂取方法であり,対象者の心理的負担は小さい.食事形態には,一般食(常食),軟食,流動食,易消化食,嚥下食などがある.

投与,提供する栄養量は栄養アセスメントをもとに決定される.その際の基準として,各疾患のガイドラインに基づく食事箋等,食事摂取基準,学校給食摂取基準など,対象者の健康状態およびライフステージにより,優先されるべき基準やガイドラインを用いる.

栄養教育では,対象者の栄養状態の改善のために健康行動,生活習慣,食生活に関する知識や技術を習得させるだけでなく,管理栄養士が行動科学理

経腸栄養法

咀嚼嚥下機能を使うことなく,胃または腸から栄養素を補給する方法.歯牙の欠損や口腔機能不全,咽頭部の機能不全による咀嚼嚥下機能の低下や,食道部に機能低下や障害がある場合に行う.

経静脈栄養法

末梢あるいは中心静脈を経由して栄養素を補給する方法.末梢静脈経由で投与できる栄養素量には制限があるため,短期間の場合に行われる.

論やカウンセリングの考え方を活用して行動変容を起こさせることによって目標達成へ導く．また，対象者の栄養状態は，図5-1（p144）に示されるように対象者の知識，態度や行動レベルに介入するだけでなく，周囲の人の支援の状況，社会環境などにも関わっていく必要があることから，管理栄養士以外の他職種と連携して総合的に栄養状態の改善に導く．

d) モニタリング

栄養ケア・マネジメントを実施していくなかで，栄養ケア計画に問題がないかを常に**モニタリング**することによって効率的に目標達成に向かうことができる．モニタリングとは実施上の問題（対象者の非同意，非協力，合併症，栄養補給法の不適正，協力者の問題など）がなかったかを評価・判定する過程である．つまり，目標達成の実現性の評価・判定のために，モニタリングによって栄養評価を行うことになるが，この場合の栄養評価は，事前の状態を判定する評価（assessment）という意味ではなく，事後の状態を判定する評価（evaluation）という意味である．

❹栄養ケア・マネジメントの評価の概要

対象者および対象集団に対する栄養ケア・マネジメントの実施によって，どのような効果をもたらしたのかを**評価**することは，問題点を把握するために重要である．また，今後の効果的な栄養ケア・マネジメントの開発にも重要である．栄養ケア・マネジメントの評価では，**図1-7**に示したように，さまざまな角度から検討を加える．

スクリーニング，アセスメント，目標設定および計画立案までの**企画評価**，個人や集団に対して実施中に行われる**経過評価**，モニタリング，評価において行われる短期の行動・学習目標に対する**影響評価**，中期・長期の結果（アウトカム）目標を評価する**結果評価**，実施後に行われる身体面以外の経済的側面からの**経済評価**，さらに最終的に対象が栄養ケア・マネジメントの実施によりどの程度変容できたかを総合的に判断する**総合評価**などがある．経済的側面からの評価は，多角的分析により医療費の削減の効果が期待できる．

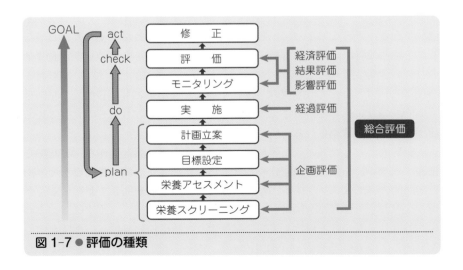

図 1-7 ● 評価の種類

　栄養ケア・マネジメントの実施による最終的な結果を客観的に評価するために，実施前からどのような評価デザインで行うのかを決めておくと結果の有効活用ができる．その評価デザインには，疫学的手法を用いたさまざまな方法（無作為化比較試験，コホート研究，介入前後の比較など）がある．他の栄養ケア・マネジメントとの比較による有効性，さらに栄養改善に対する実施寄与度などの結果について科学的に正しい評価を行うためには，信頼性の高い評価デザインを選択することが必要になる．そのためにそれぞれの評価デザインの長所と短所を把握することが重要である．

　栄養ケア・マネジメントの評価により，目標に対する達成度や新たに生じる問題点に対して，実施した栄養ケア計画を修正しながら，最終目標に向かって繰り返し栄養ケア・マネジメントを実施する．この過程によって，対象者の健康・栄養状態が向上していく．

3) 多職種連携による栄養ケア・マネジメント

　管理栄養士は，摂取する食物の選択，調理や食事摂取のタイミングなどの栄養状態に直接関わる知識や技術を対象者に伝えることや，身体状況に応じた栄養・食の提示はできる．しかし，対象者が抱える疾病状況，精神的な問題，経済的支援，さらに生活環境整備などについては，他の専門職と協力・連携して，対象者の栄養状態を改善に導くことが求められる．関わりのある専門職種とは，医師，歯科医師，薬剤師，保健師，看護師，理学療法士，臨床心理士，ソーシャルワーカー，社会福祉士，介護士，保育士，教師（学校分野），調理師，健康運動指導士など，管理栄養士の職域によりさまざまである．どの職域においても，各専門職の専門性を理解し，また，管理栄養士の専門性を十分に伝え，相互理解のなかで協力を得ながら，連携して栄養ケア・マネジメントを実践していく．

　児童福祉施設における栄養管理を例として，多職種連携および家庭，地域との連携について説明する（図1-8）．施設における栄養管理の目的は，子どもの健やかな成長・発達であり，子どもの食事・食生活を支援していくことである．児童福祉施設においては，食事の提供と食育を一体的な取り組みとしてPDCAサイクルに基づいた栄養管理を行う．これは小・中学校でも同様である．子どもにとって，日々の給食は「生きた教材」であり，食べる行為を通して将来，健康を維持・増進するための食品・料理の選択，食生活のリズム，衛生管理などを学んでいる．食事の提供に当たっては，調理師，調理員と一体となって取り組み，献立や調理方法が子どもの必要量，咀嚼嚥下機能の発達に適していることを確認するために，子どもたちの食べる姿を観察することが求められる．

　成長期の子どもたちの成長・発達の状況，食事摂取状況等から栄養状態を把握するために，体格等の変化や給食の摂取状況等を看護師，保育士と協働で定期的にアセスメントする．また，家庭環境の要因が大きく影響することから，保育士をはじめ全職員とともに家庭との連携を図る．まずは，施設の食への取り組み内容と趣旨を家庭に発信するために情報提供し，理解と関心を高める．また，養育者は子育てに対して不安を感じていることが多いた

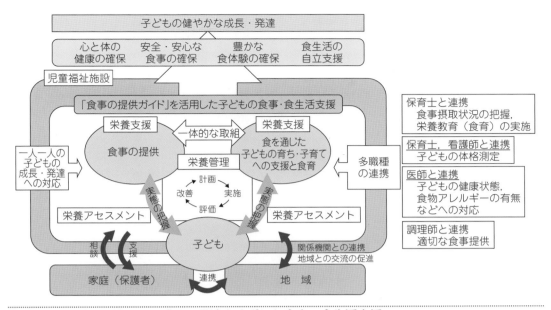

図 1-8 ● 子どもの健やかな成長・発達をめざした食事・食生活支援
（厚生労働省：児童福祉施設における食事の提供ガイドー児童福祉施設における食事の提供及び栄養管理に関する研究会報告書ー. 2010 より一部改変）

め，積極的に個別相談を受けて支援する．支援は地域や関係機関との連携も重要である．地域や関係機関とは，近隣の児童福祉施設，小・中学校，高等学校等の教育機関，地域の保健センター・保健所，医療機関等であり，これらと密接な連携をとる．また，管轄する保健所や保健センター等の機関との関係の構築，地域の子育て支援等に関する関係機関等（児童相談所，福祉事務所，市区町村相談窓口，市区町村保育担当部局，市区町村保健センター，療育センター，地域子育て支援センター，教育委員会，児童委員等）と連携協力を図り保護者を支援することは，子どもの栄養ケア・マネジメントに重要である．

4. 栄養管理の手順と記録

1）医療分野

❶医療・介護

　医療・介護領域の栄養管理は，主に個人に対して行い，それぞれの内容は異なる．すなわち，栄養管理の目標（ゴール），介入方法（手段），期間など，対象者の栄養状態，病態および介護度，さらに環境などによって大きく異なる．また，同じ対象者であってもその状態によって刻々と変わる．医療スタッフの一員として，他職種と同様に，その変化する栄養管理手順（栄養治療の内容）を記録しておく必要がある．その記録は，さまざまな**診療報酬**

制度[注]や介護保険制度[注]を利用するために必須であり，それぞれの様式に沿って分かりやすく明確に記述されていなければならない．

a）診療録（カルテ）

診療録（カルテ）には，いつ，誰が，何の目的で，どんな医療行為を行ったかが簡潔明瞭に記載されている．すなわち，カルテは治療経過の記録であり，これが診療報酬や介護保険請求の根拠になる．管理栄養士が患者（利用者）等に対して栄養管理を行う場合も同様で，その栄養介入の内容（主に食事内容の変更や栄養食事指導記録）を記録しておかなければならない．たとえば，入院基本料[注]の場合，入院時に患者の栄養状態を医師，看護職員，管

（別紙様式５）

栄養管理計画書

計画作成日　　．　．

ﾌﾘｶﾞﾅ
氏名　　　　殿（男・女）　　病棟
明・大・昭・平　年　月　日生（　歳）　　担当医師名
入院日；　　担当管理栄養士名

入院時栄養状態に関するリスク

栄養状態の評価と課題

栄養管理計画

目標

栄養補給に関する事項

栄養補給量	栄養補給方法　□経口　□経腸栄養　□静脈栄養
・ｴﾈﾙｷﾞｰ　kcal　・たんぱく質　g ・水分　・ ・　・	食事内容
	留意事項

栄養食事相談に関する事項

入院時栄養食事指導の必要性	□なし□あり（内容	実施予定日：　月　日
栄養食事相談の必要性	□なし□あり（内容	実施予定日：　月　日
退院時の指導の必要性	□なし□あり（内容	実施予定日：　月　日

備考

その他栄養管理上解決すべき課題に関する事項

栄養状態の再評価の時期　実施予定日：　月　日

退院時及び終了時の総合的評価

図 1-9 ● 栄養管理計画書

診療報酬制度

医療保険から保険診療行為の対価として費用が医療機関に支払われる制度である．その料金は厚生労働大臣が2年ごとに告示する診療報酬点数表（1点＝10円）で定められている．このうち1～3割は患者が医療機関に支払い，残りは医療機関からの請求を確認して審査支払機関から支払われる．栄養食事指導料（初回）は260点である．

介護保険制度

40歳以上の国民が介護保険に加入し，その保険料をもとに介護が必要な人にその費用を給付する制度．社会全体で介護が必要な人を支援する．要介護者として認定を受けると，居宅サービス（訪問看護，通所型やデイサービス，ショートステイなど）や施設サービス，住宅改修や介護用品のレンタルなどさまざまなサービスが受けられる．

入院基本料

病院に入院している患者に対する医療サービスの基本対価．病院の種類や看護師の配置数などによって細かく決められている．入院時に栄養管理計画を作成することで算定されていた栄養管理実施加算は，2012（平成24）年の診療報酬改正で入院基本料に含まれることになった．

理栄養士が協働して確認し，特別な栄養管理の必要性の有無について入院診療計画書に記載する．さらに，これを算定するための栄養管理体制に関する基準が定められており，管理栄養士と他の医療従事者が共同で栄養管理を行う体制の整備，栄養管理手順の作成（すなわちカルテ記入）などが義務づけられている．この入院時に決定する栄養管理手順（栄養管理計画）は，診療報酬制度および介護保険制度でそれぞれ**栄養管理計画書**（**図1-9**）および**栄養ケア計画書**（**図1-10**）として，その様式（参考モデル）が示されている．

以前は，カルテは各病棟で管理され，栄養管理の記録は管理栄養士のもとで栄養カルテとして別に管理されていた．しかし，近年，ほとんどの医療機関は医療情報システム（電子カルテ[注]）を導入しており，すべての医療ス

電子カルテ

カルテは以前，紙媒体で診療記録を残し，患者ごとにファイリングされていた．この記録用紙や画像をデジタル化（電子化）し，パソコンで管理できるようにしたものが電子カルテである．病院内のどこからでも患者情報を見たり，追加できるだけでなく，検査値等のデータ整理も容易にできるようになった．

栄養ケア計画書　（通所・居宅）（様式例）　別紙2

氏名　殿	計画作成者:		初回作成日：　年　月　日
	所属名：		作成（変更）日：　年　月　日
医師の指示	□ なし　□ あり　（要点		指示日　/
利用者及び家族の意向			説明と同意日　年　月　日
解決すべき課題（ニーズ）	低栄養状態のリスク（　低　・　中　・　高　）		サイン
長期目標（ゴール）と期間			続柄

短期目標と期間		栄養ケアの具体的内容	担当者	頻度	期間
①栄養補給・食事					
②栄養食事相談					
③多職種による課題の解決など					
特記事項					

栄養ケア提供経過記録

月　日	サービス提供項目

図1-10 ● 栄養ケア計画書

タッフがどこからでも1つのカルテに記録することができる．管理栄養士は，栄養管理手順とその変更内容や栄養食事指導の内容などをカルテに随時入力する．

b) NCP：Nutrition Care Process（栄養ケアプロセス）

傷病者および要介護者は，健常者と違って，摂食・消化・吸収・代謝・排泄といった栄養素の流れのどこかに障害がある．栄養管理手順は，この障害を改善する方法あるいは対処する方法を考えながら，必要栄養量を体内に取り入れる方法を計画したものである．その手順は**表1-1**に示す順で作成することができる．この順で行うのがNCP：Nutrition Care Process（栄養ケアプロセス）である．NCPでは，栄養状態に問題が生じている事柄を国際基準で統一された栄養診断コード[注]で表し，その介入計画を一文で示すPES報告を作成する（本シリーズ第8巻『臨床栄養学実習』参照）．栄養管理計画書も栄養ケア計画書もこの考え方に沿って作成できる．

入院時（入所時）に作成した栄養計画が，計画どおりに栄養補給できているか，あるいは目標に近づいているかを定期的に評価しなければならない．これをモニタリングという．この時，予定どおりに栄養管理ができていなければ，栄養計画を見直す必要がある．つまり，入院時（入所時）に作られた計画書は，モニタリングごとに書き換えられ，時には目標（ゴール）も変更される場合がある（p6，コラム図参照）．

c) 問題指向型診療録（POMR）とSOAP

診療において，医師は患者の主訴と検査値等から疾患を診断し，その病態を改善（治癒）するための治療法を計画する．主訴から始まる一つの事象（問題）ごとに，解決する（治療する）ために計画していくことを**問題指向型システム（problem oriented system：POS）**という．診療記録の多くはこの考え方に従って，簡潔明瞭に順序立てて記録する（**問題指向型診療録，problem oriented medical record：POMR**）．医療分野で行われる栄養管理のなかで，栄養管理の記録にPOMRが用いられている．この記録方法は医師をはじめ医療従事者の多くが利用しているので，栄養管理の内容を他の医療スタッフに容易に伝えることができ，また管理栄養士はカルテを容易に読めるようになる．

POMRは，患者データ，問題リスト，初期計画，経過記録，要約記録[注]で成り立ち，このうち経過記録は，叙述的にその問題ごとにSOAP形式でまとめる．つまり，以下に述べるそれぞれの項目（SOAP）の内容がすべてその問題に関連することのみ記載する．SOAPで記載された栄養食事指導

栄養診断コード

NCPで行う栄養評価のなかで，重要な栄養管理上の問題点を3つの項目（摂取量，臨床栄養，行動と生活環境）に分類し，それぞれコード番号を定めたものである．これは国際基準あり，わが国でも広まりつつある．「NI-5.7.1 たんぱく質摂取量不足」「NB-1.1 食物・栄養関連の知識不足」など．

要約記録

患者の問題点に対して，どのような目的で，どのような栄養管理を行い，どうなったか，まだ問題点は残されているか等について簡潔にまとめたものである．病院と診療所，病院と施設，病院・施設と在宅などさまざまな医療機関の連携が重要視されている現在では，患者が次に向かう場所へ情報も同時に送る必要がある．

表1-1 ● 傷病者および要介護者の栄養管理手順

① 栄養状態と病態，要介護等を中心にとりまく環境などあらゆる情報を把握する（栄養評価）
② 対象者の栄養必要量を算出する
③ 対象者の栄養摂取量からみた過不足の量を算出する
④ 栄養素の過不足が生じている原因を見つけ，改善する あるいは 対処する方法を考える
⑤ 具体的な食事内容を計画する
⑥ 栄養介入を実施後，状態を評価する

表1-2 ● 栄養食事指導報告書（NCP を導入した記入例）

38 歳．夫と娘（8 歳）と 3 人家族．日中は自宅のパソコンで仕事をしている
1 年前より高血糖を指摘され，通院中．服薬あり

2 回目の栄養食事指導の記録

【栄養診断コード】　NI-1.3　エネルギー摂取量過剰	
S	・やせないといけないと思ってはいるんです． ・家で仕事するので，机にいつも菓子を置いていて，食べてしまうんです． ・袋を開けたらついつい食べきってしまいますねえ．
O	・体重：75 kg（BMI：28.6 kg/m²） ・FBS：152 mg/dL　HbA1c：7.8 %　TG：205 mg/dL ・3 日間の食事記録より，エネルギー摂取量：約 3,200 kcal 　（うち菓子類 600 kcal，アルコール 400 kcal）
A	指示エネルギーの 1,800 kcal よりもかなりオーバーしているが，3 食の量と内容は大きな問題はない．ほぼ 3 食とも自炊して食べている．しかし，日中はほとんどパソコンに向かって，菓子を食べながら仕事をしている．また，夕食は 21 時ごろになり，晩酌をしながら食べる．甘い物や塩せんべいなど，菓子類はすべて好物． 【PES 報告】 BMI 28.6 kg/m²，HbA1c 7.8%，TG 205 mg/dL など肥満，高血糖，高 TG 血症が見られることから，仕事中の菓子類の大量摂取と晩酌を原因とするエネルギー摂取量過剰である．
P	Mx）体重，HbA1c，TG，菓子類の摂取量 Rx）3 食の内容と量はこのまま続ける． 　　仕事机に菓子類を置かず，食べる時は別の場所で量を決めて摂取する． 　　晩酌は医師の指示に従って，できるだけ飲まない日を設ける． Ex）菓子類のエネルギー量を知ってもらい，1 日に 100 kcal までにしてもらう．

記録を**表1-2**に示す．

　S（主観的データ．subjective data）：患者の訴えや自覚症状など，患者から得る情報であり，栄養食事指導では食事療法に対する考え方も重要な事柄である．

　O（客観的データ．objective data）：検査・測定値や診察所見など，医療スタッフが評価する数値であり，栄養食事指導では栄養素摂取量も重要な数値である．

　A（アセスメント．assessment）：S と O の患者データおよび環境などの初期データを総合的に評価し，目標達成に向けて計画どおり進んでいるか，改善点はあるか，を判断する．その内容によっては目標を変える場合もある．栄養状態の評価の要点を PES 報告書として記載する．

　P（計画．plan）：A をもとに，今後の計画を作成する．モニタリング計画（Mx）（経過を評価するための手段の計画），治療計画（Rx）（具体的な

COLUMN

SOAP は簡潔明瞭に！

　多くの管理栄養士養成施設では，栄養教育学実習や臨床栄養学実習などで SOAP を用いて記録する演習を行う．最初は，主観的データ（S）が何行にもなってしまうことがあり，読む側から考えると，この SOAP は見ただけで読む気が失せてしまう．SOAP のもっとも大切なことは「簡潔明瞭」である．書き慣れた管理栄養士は短い文章でありながら大切な要点が伝わり，一気に S から P まで読み切ることができる．患者の改善すべき問題点を見つけ，これに関連することだけに絞って書けるようになるとよい．訓練を積み，自分が書いた SOAP が他の医療スタッフに読みやすいと言われることをめざしたい．

食事内容の計画），教育計画（Ex）（指導する内容と方法の計画）で分けて記載するとわかりやすい．

2）保健分野

❶成長期

　成長期には，個々の発育（成長・発達）に見合った栄養管理が求められる．子どもの成長と発達は個々によって異なるため，管理栄養士として子どもの栄養管理を行うには，個々の発育評価を正しく行うことが重要である．本項では，成長期の各ステージにおける発育評価を中心に解説する．

a）新生児期・乳児期

　新生児期には一時的に生理的体重減少[注]が見られるものの，その後の乳児期は成長がもっとも著しい時期である．生後1年間に身長は約25 cm伸び，体重は約6〜7 kg増加する．しかし，この成長を速度として検討すると，身長・体重ともにその増加のペースは1歳までに急激に減速していく．それに対し思春期では，身長・体重ともに成長速度が加速していく．このように，乳児期の第一成長期と思春期の第二成長期とは本質的に異なることを理解しておく．

　乳児期の発育は，出生体重，在胎週数，栄養補給法，子どもの状態によって変わってくる．乳児期は成長が著しいことから，月齢（か月）ごとに身長・体重・胸囲・頭囲を測定して，乳幼児身体発育値と比較して評価する．乳幼児身体発育値は，性別・年月齢別に3，10，25，50，75，90，97の各パーセンタイル値が示されている．乳児身体発育パーセンタイル曲線（平成22年調査）を図1-11に示す．この基準線を簡略したものが母子健康手帳にも掲載されているので，これらを用いて乳児の成長を評価する．特に新生児期は，週に1回は身長や体重を測定し，成長の状態を確認するとよい．

　また，3歳未満の子どものやせや肥満については，明確な判定基準がないため，身長・体重成長曲線に基づいて成長異常を判定すればよい．

b）幼児期

　幼児期の発育は，離乳時期，食生活習慣・リズム，栄養摂取状況，運動習慣，ストレス，養育環境によって変わってくる．身長と体重を定期的に測定して，身長・体重成長曲線で確認する．幼児は乳幼児身体発育調査に基づく性別・身長別標準体重の算出式で標準体重を求め，肥満度を計算することができる（表1-3）．さらに，やせや肥満の栄養状態は，母子健康手帳にも記載されている幼児身長体重曲線（図1-12）を用いて評価することができる．この幼児身長体重曲線は，横軸に身長，縦軸に体重の目盛りが示されており，身長と体重の交わる点を書き入れれば，その時点の体格を評価することができる．幼児身長体重曲線を用いてやせや肥満の経過観察も可能であるが，活用できる年齢が3歳以上6歳未満と限られているため，やせや肥満の経過については肥満度曲線（後述）を用いて継続的に経過観察するほうがよい．

生理的体重減少

正期産児（在胎週数が37週から41週と6日まで）の体重が生後3〜5日目に，出生時体重の3〜10％前後減少すること．排泄量や不感蒸泄量より哺乳量が少ないために起こる生理的な現象である．1週間くらいで出生時の体重に戻り，その後，体重は増加す

乳児身体発育パーセンタイル曲線

日本人小児の体格標準値は，2000（平成12）年度の乳幼児身体発育調査（厚生労働省）および学校保健統計調査（文部科学省）に基づく値を用いることになっている．2010（平成22）年，2020（令和2）年の調査に基づく乳幼児身体発育値は，母子健康手帳による保健指導や栄養指導の際に用いる．

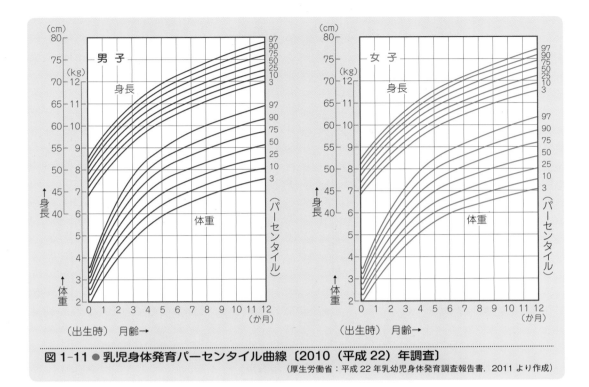

図 1-11 ● 乳児身体発育パーセンタイル曲線〔2010（平成 22）年調査〕

（厚生労働省：平成 22 年乳幼児身体発育調査報告書．2011 より作成）

表 1-3 ● 肥満度・標準体重計算式と判定基準（3 歳以上 6 歳未満）

肥満度（％）＝（実測体重－標準体重）÷標準体重×100
注）身長が 70～120 cm に限って適応される．
● 性別・身長別標準体重算出式（平成 12 年乳幼児身体発育調査結果に基づく）
　男子　標準体重（kg）＝ 0.00206×身長（cm）²－0.1166×身長（cm）+6.5273
　女子　標準体重（kg）＝ 0.00249×身長（cm）²－0.1858×身長（cm）+9.0360
● 性別・身長別標準体重算出式（平成 22 年乳幼児身体発育調査結果に基づく）
　男子　標準体重（kg）＝ 0.002226×身長（cm）²－0.1471×身長（cm）+7.8033
　女子　標準体重（kg）＝ 0.002091×身長（cm）²－0.1139×身長（cm）+5.7453

判定基準	
区　分	呼　称
＋30％以上	ふとりすぎ
＋20％以上 ＋30％未満	ややふとりすぎ
＋15％以上 ＋20％未満	ふとりぎみ
－15％超 ＋15％未満	ふつう
－20％超 －15％以下	やせ
－20％以下	やせすぎ

（日本小児医療保健協議会 栄養委員会 小児肥満小委員会：幼児肥満ガイド．2019 より）

c）学童期・思春期

　学童期・思春期の発育は，学校健康診断結果に基づき判定する．学校健康診断における身長・体重の測定値は集団としての体格の推移の指標としてばかりではなく，個々の成長を評価する際に活用される．学校健康診断では，2016 年度から児童生徒等の発育評価は身長曲線・体重曲線等を積極的に活用して行われている．

　やせや肥満傾向などの栄養状態の評価には，**身長・体重成長曲線**と**肥満度曲線**が用いられている．肥満度・標準体重計算式と判定基準を**表 1-4** に，

肥満度曲線を描くことの意義

・一人ひとりの児童生徒ら特有の成長特性を評価できる．
・「肥満」や「やせ」といった栄養状態の変化，それに加えて低身長，高身長，性早熟症のような病気等を早期に見つけることができる．
・成長曲線のパターンの変化は目で見て分かるので，児童生徒および保護者らがその変化の様子を容易に理解できる．

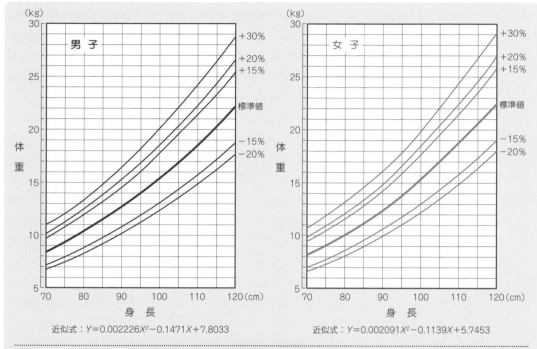

近似式：$Y = 0.002226X^2 - 0.1471X + 7.8033$ 　　近似式：$Y = 0.002091X^2 - 0.1139X + 5.7453$

図 1-12 ● 幼児身長体重曲線〔2010（平成 22）年調査〕

（厚生労働省：平成 22 年 乳幼児身体発育調査報告書. 2011 より）

表 1-4 ● 肥満度・標準体重計算式と判定基準（6 歳以上 18 歳未満）

肥満度（%）＝（実測体重 − 標準体重）÷ 標準体重 × 100
● 性別・身長別標準体重算出式
　標準体重（kg）＝ a × 実測身長（cm）− b

年齢	男子 a	男子 b	女子 a	女子 b	年齢	男子 a	男子 b	女子 a	女子 b
5	0.386	23.699	0.377	22.750	12	0.783	75.642	0.796	76.934
6	0.461	32.382	0.458	32.079	13	0.815	81.348	0.655	54.234
7	0.513	38.878	0.508	38.367	14	0.832	83.695	0.594	43.264
8	0.592	48.804	0.561	45.006	15	0.766	70.989	0.560	37.002
9	0.687	61.390	0.652	56.992	16	0.656	51.822	0.578	39.057
10	0.752	70.461	0.730	68.091	17	0.672	53.642	0.598	42.339
11	0.782	75.106	0.803	78.846					

判定基準						
	やせ傾向		普通	肥満傾向		
	−20%以下			20%以上		
判定	高度やせ	やせ		軽度肥満	中等度肥満	高度肥満
肥満度	−30%以下	−30%超 −20%以下	−20%超〜 +20%未満	20%以上 30%未満	30%以上 50%未満	50%以上

（文部科学省スポーツ・青少年局学校健康教育課監修：児童生徒等の健康診断マニュアル平成 27 年度改訂. 公益財団法人日本学校保健会, 2015 より）

身長・体重成長曲線基準図と肥満度曲線基準図を**図 1-13** に示す．身長と体重の成長曲線が基準線と比較して上向きあるいは下向きといった異常パターンを示す場合は特に注意深く観察する．これらの曲線を用いることで，母子保健の身体測定値と学校保健の身体測定値を継続して（0 歳から 18 歳まで），

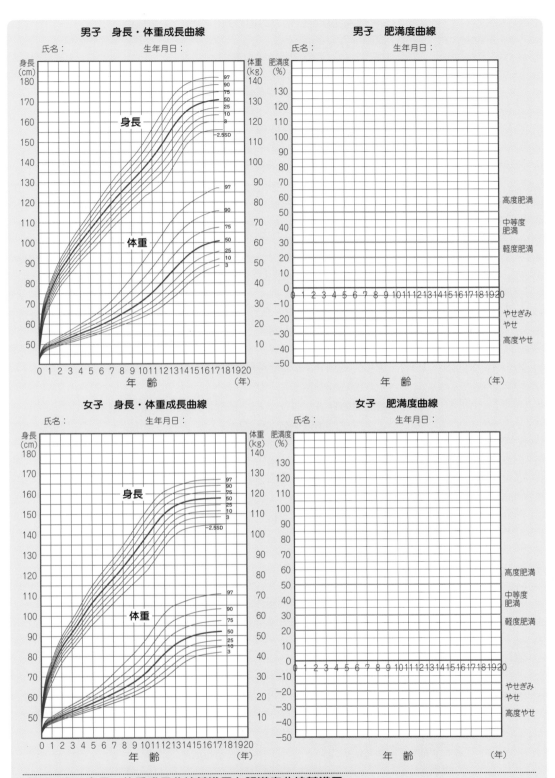

図1-13●身長・体重成長曲線基準図と肥満度曲線基準図
(文部科学省スポーツ・青少年局学校健康教育課監修：児童生徒等の健康診断マニュアル 平成27年度改訂．公益財団法人日本学校保健会，2015より)

基準線の種類

身長・体重成長曲線基準図（図 1-13）の基準線は上から 97, 90, 75, 50, 25, 10, 3 の各パーセンタイル. 身長成長曲線最下部にある−2.5 SD の線は極端な低身長を判定するためのもので, 栄養管理とは無関係である. −2.5 SD を下回る場合は医師（学校医）に相談する. 肥満度曲線基準図の基準線は上から 50, 30, 20, −15, −20, −30 の各％である.

SD 成長曲線とパーセンタイル

SD 成長曲線の基準線は, 上から 2SD, 1SD, 0SD, −1 SD, −2SD, −2.5SD, −3SD の各 SD である. それぞれ, 97.72 パーセンタイル, 84.13 パーセンタイル, 50 パーセンタイル, 15.87 パーセンタイル, 2.28 パーセンタイル, 0.62 パーセンタイル, 0.13 パーセンタイルに相当する.

表 1-5 ● 個別的な相談指導の進め方・指導上の留意点

1. 対象児童生徒の過大な重荷にならないようにすること.
2. 対象児童生徒以外からのいじめのきっかけになったりしないように, 対象児童生徒の周囲の実態を踏まえた指導を行うこと.
3. 指導者として, 高い倫理観とスキルをもって指導を行うこと.
4. 指導上得られた個人情報の保護を徹底すること.
5. 指導者側のプライバシーや個人情報の提供についても, 十分注意して指導を行うこと.
6. 保護者を始め関係者の理解を得て, 蜜に連携を取りながら指導を進めること.
7. 成果にとらわれ, 対象児童生徒に過度のプレッシャーをかけないこと.
8. 確実に行動変容を促すことができるよう計画的に指導すること.
9. 安易な計画での指導は, 心身の発育に支障をきたす重大な事態になる可能性があることを認識すること.

（文部科学省：食に関する指導の手引―第二次改訂版―. 2018 より）

表 1-6 ● 個別的な相談指導の進め方・個別的な相談指導を行う際の留意点

1. 個別指導実施時には, 必ず対象となる児童生徒の成長曲線を確認すること.
2. 栄養学, 医学を始め, 相談指導に必要なエビデンスは, 日々更新されていることから, 自己研鑽を継続し, 質の高い指導を行うこと.
3. 発育・発達期のエビデンスや情報に限らず, 幅広く知識やスキルを習得し, 指導に生かすこと.
4. 児童生徒及びその保護者が満足する成果を出す指導をするためにカンファレンスなどを学校単位, 市町村単位で実施すること.
5. 個別的な相談指導の目的, 期間, 計画, 実施, 評価を明確にすること.
6. 個別相談の結果は, 適宜, 関係する教職員又は全教職員で共有し, 組織的な対応とすること.

（文部科学省：食に関する指導の手引―第二次改訂版―. 2018 より）

成長や肥満度の経過を評価することができる. なお, 医療現場では, SD（正しくは Z スコア, あるいは SD スコア）成長曲線が用いられているが, 本質的にはパーセンタイル成長曲線と同じである.

　子どもは日々成長しているので, 成長や栄養状態を評価するためには一時点の身長や体重の測定値や肥満度により判断するのではなく, 身長・体重成長曲線や肥満度曲線を描いて経過を見ながら対応することが重要である. 成長曲線と肥満度曲線を併せ用いることで, やせや肥満の状態を分かりやすく評価でき, 視覚的にも分かりやすい経過観察が可能である.

d）栄養管理

　乳児期の栄養補給は子どもの適切な発達, 愛着の観点からきわめて重要である. 個々の発育に合わせた栄養補給については, 「授乳・離乳の支援ガイ

COLUMN

学童期肥満の栄養管理のポイント

　学童期肥満は, 健康障害を伴う肥満（小児肥満症やメタボリックシンドローム）の治療に重点が置かれる. 栄養管理では, 身長・体重成長曲線と肥満度曲線を描いて経過を見ながら対応することが重要であるが, 具体的には, ①規則正しい生活習慣を送ること, ②バランスのよい食事をとること, ③定期的に身体を動かすこと, ④体重を毎日測定すること, を指導する.

　本人が自覚をもち, 必ず達成できる目標を立て, 継続を意識した栄養食事指導を心がける. 家族の理解と協力も欠かせないため, 本人と家族との信頼関係の構築に努める. 1 日の食事量は体重や肥満度を確認しながら調整すればよい. 子どもに対して厳密なエネルギー制限をすることは, 成長障害や食行動異常（特に思春期での摂食障害）を引き起こす原因になることがあるため注意が必要である.

表 学校生活管理指導表（アレルギー疾患用）

名前＿＿＿＿＿＿＿＿＿＿（男・女）＿＿＿年＿＿月＿＿日生　＿＿年＿＿組　　　　　提出日＿＿＿年＿＿月＿＿日

※この生活管理指導表は、学校の生活において特別な配慮や管理が必要となった場合に医師が作成するものです。

アナフィラキシー／食物アレルギー（あり・なし）

病型・治療

Ⓐ 食物アレルギー病型（食物アレルギーありの場合のみ記載）
1. 即時型
2. 口腔アレルギー症候群
3. 食物依存性運動誘発アナフィラキシー

Ⓑ アナフィラキシー病型（アナフィラキシーの既往ありの場合のみ記載）
1. 食物（原因　　　　　　　　　）
2. 食物依存性運動誘発アナフィラキシー
3. 運動誘発アナフィラキシー
4. 昆虫
5. 医薬品
6. その他（　　　　　　　　）

Ⓒ 原因食物・除去根拠　　該当する食品の番号に○をし、かつ（　）内に除去根拠を記載
1. 鶏卵　　　　　（　　）
2. 牛乳・乳製品　（　　）
3. 小麦　　　　　（　　）
4. ソバ　　　　　（　　）
5. ピーナッツ　　（　　）
6. 甲殻類　　　　（　　）すべて・エビ・カニ
7. 木の実類　　　（　　）すべて・クルミ・カシュー・アーモンド
8. 果物類　　　　（　　）
9. 魚類　　　　　（　　）
10. 肉類　　　　（　　）
11. その他1　　　（　　）
12. その他2　　　（　　）

[除去根拠] 該当するもの全てを（　）内に記載
① 明らかな症状の既往　③ 食物経口負荷試験陽性
② IgE抗体等検査結果陽性　④ 未摂取
（　）に具体的な食品を記載

Ⓓ 緊急時に備えた処方薬
1. 内服薬（抗ヒスタミン薬、ステロイド薬）
2. アドレナリン自己注射薬（「エピペン®」）
3. その他

学校生活上の留意点

Ⓐ 給食
1. 管理不要　2. 管理必要

Ⓑ 食物・食材を扱う授業・活動
1. 管理不要　2. 管理必要

Ⓒ 運動（体育・部活動等）
1. 管理不要　2. 管理必要

Ⓓ 宿泊を伴う校外活動
1. 管理不要　2. 管理必要

Ⓔ 原因食物を除去する場合により厳しい除去が必要なもの
※本欄に○がついた場合、該当する食品を使用した料理については、給食対応が困難となる場合があります。
鶏卵：卵殻カルシウム
牛乳・乳糖・乳清焼成カルシウム
小麦：醤油・酢・味噌
大豆：大豆油・醤油・味噌
ゴマ：ゴマ油
魚類：かつおだし・いりこだし・魚醤
肉類：エキス

Ⓕ その他の配慮・管理事項（自由記述）

★保護者　電話：
【緊急時連絡先】
★連絡医療機関　医療機関名：　電話：
記載日　　年　月　日
医師名
医療機関名

気管支ぜん息（あり・なし）

病型・治療

Ⓐ 症状のコントロール状態
1. 良好　2. 比較的良好　3. 不良

Ⓑ-1 長期管理薬（吸入）　薬剤名／投与量／日
1. ステロイド吸入薬
2. ステロイド吸入薬/長時間作用性吸入ベータ刺激薬配合剤
3. その他

Ⓑ-2 長期管理薬（内服）　薬剤名
1. ロイコトリエン受容体拮抗薬
2. その他

Ⓑ-3 長期管理薬（注射）　薬剤名
1. 生物学的製剤

Ⓒ 発作時の対応　薬剤名／投与量／日
1. ベータ刺激薬吸入
2. ベータ刺激薬内服

学校生活上の留意点

Ⓐ 運動（体育・部活動等）
1. 管理不要　2. 管理必要

Ⓑ 動物との接触やホコリ等の舞う環境での活動
1. 管理不要　2. 管理必要

Ⓒ 宿泊を伴う校外活動
1. 管理不要　2. 管理必要

Ⓓ その他の配慮・管理事項（自由記述）

★保護者　電話：
【緊急時連絡先】
★連絡医療機関　医療機関名：　電話：
記載日　　年　月　日
医師名　㊞
医療機関名

《公財》日本学校保健会 作成

裏 学校生活管理指導表（アレルギー疾患用）

名前＿＿＿＿＿＿＿＿＿＿（男・女）＿＿＿年＿＿月＿＿日生　＿＿年＿＿組　　　　　提出日＿＿＿年＿＿月＿＿日

アトピー性皮膚炎（あり・なし）

病型・治療

Ⓐ 重症度のめやす（厚生労働科学研究班）
1. 軽症：面積に関わらず、軽度の皮疹のみ見られる。
2. 中等症：強い炎症を伴う皮疹が体表面積の10%未満に見られる。
3. 重症：強い炎症を伴う皮疹が体表面積の10%以上、30%未満に見られる。
4. 最重症：強い炎症を伴う皮疹が体表面積の30%以上に見られる。
※軽度の皮疹：軽度の紅斑、乾燥、落屑主体の病変
※強い炎症を伴う皮疹：紅斑、丘疹、びらん、浸潤、苔癬化などを伴う病変

Ⓑ-1 常用する外用薬
1. ステロイド軟膏
2. タクロリムス軟膏（「プロトピック®」）
3. 保湿剤
4. その他（　　　）

Ⓑ-2 常用する内服薬
1. 抗ヒスタミン薬
2. その他

Ⓑ-3 常用する注射薬
1. 生物学的製剤

学校生活上の留意点

Ⓐ プール指導及び長時間の紫外線下での活動
1. 管理不要　2. 管理必要

Ⓑ 動物との接触
1. 管理不要　2. 管理必要

Ⓒ 発汗後
1. 管理不要　2. 管理必要

Ⓓ その他の配慮・管理事項（自由記述）

記載日　年　月　日
医師名
医療機関名

アレルギー性結膜炎（あり・なし）

病型・治療

Ⓐ 病型
1. 通年性アレルギー性結膜炎
2. 季節性アレルギー性結膜炎（花粉症）
3. 春季カタル
4. アトピー性角結膜炎
5. その他（　　　）

Ⓑ 治療
1. 抗アレルギー点眼薬
2. ステロイド点眼薬
3. 免疫抑制点眼薬
4. その他（　　　）

学校生活上の留意点

Ⓐ プール指導
1. 管理不要　2. 管理必要

Ⓑ 屋外活動
1. 管理不要　2. 管理必要

Ⓒ その他の配慮・管理事項（自由記載）

記載日　年　月　日
医師名　㊞
医療機関名

アレルギー性鼻炎（あり・なし）

病型・治療

Ⓐ 病型
1. 通年性アレルギー性鼻炎
2. 季節性アレルギー性鼻炎（花粉症）
主な症状の時期：　春、夏、秋、冬

Ⓑ 治療
1. 抗ヒスタミン薬・抗アレルギー薬（内服）
2. 鼻噴霧用ステロイド薬
3. 舌下免疫療法（ダニ・スギ）
4. その他（　　　）

学校生活上の留意点

Ⓐ 屋外活動
1. 管理不要　2. 管理必要

Ⓑ その他の配慮・管理事項（自由記載）

記載日　年　月　日
医師名　㊞
医療機関名

学校における日常の取組及び緊急時の対応に活用するため、本票に記載された内容を学校の全教職員及び関係機関等で共有することに同意します。
保護者氏名

《公財》日本学校保健会 作成

図 1-14 ● 学校生活管理指導表（アレルギー疾患用）令和元年度改訂

（公益財団法人日本学校保健会ホームページより許諾を得て掲載）

ド 2019 年版」を参照する.

　幼児期は，生活習慣や食習慣が身につく大切な時期である．また，この時期の食事や食物の選択は保護者や家族に委ねられていることが多いため，栄養管理を行う際は保護者や家族への対応が必要とされる．特に注意しておきたいことは，①お菓子や甘い飲み物を与えすぎないこと，②子どもの生活時間に合わせて規則的に食事をすること，③朝食はしっかりととること，である．間食を含め，1 日に必要な食事をバランスよくとり，身体を動かす習慣をつけるよう指導する．なお，幼児期に発症する肥満に対しては，肥満度が進行性に悪化する予後が悪い肥満を中心に，正しい食習慣や生活習慣，運動習慣の確立をめざした栄養食事指導が行われるが，家族の理解と協力を得る方策を練ることが重要である．

　学齢期を対象とした栄養管理では，学校（特に給食の対応として，個々の体型に見合った適切な給食量の提供支援），家庭，医療機関の連携が欠かせない．個別的な相談指導を行う際は，文部科学省「食に関する指導の手引－第二次改訂版」を参照するとよい．個別的な相談指導の進め方「指導上の留意点」を表 1-5 に，「個別的な相談指導を行う際の留意点」を表 1-6 に示す．

　また，アレルギー疾患のある子どもについて特別な配慮や管理が必要な場合は，「保育所におけるアレルギー疾患生活管理指導表」「学校生活管理指導表（アレルギー疾患）」（図 1-14）に基づき，適切に対応することになっている．特に，食物アレルギー児に対する給食での対応は，保護者と連携しながら生活管理指導表を活用する．

❷成人期

　成人期になると，就労状況，生活環境，家庭環境などの違いから多様な生活習慣，食習慣が見られ，生活習慣病の発症リスクが高まってくる．予防または重症化予防のためには，内臓脂肪[注]の蓄積を伴う肥満の改善など，専門職による栄養管理と生活習慣の適正化が必要となる．本項では，成人期に管理栄養士がかかわる保健事業（特定健康診査・特定保健指導）の手順について説明する．

a) 特定健康診査・特定保健指導

　2008 年から 40～74 歳を対象にメタボリックシンドロームに着目した**特定健康診査**（特定健診）が行われるようになり，この健診結果をもとに，必要性の度合いに応じて**特定保健指導**が実施されることになった．メタボリックシンドロームは，内臓脂肪の蓄積を共通の要因として，高血糖，脂質異常，血圧高値を呈する病態であり，それぞれが重複した場合は，虚血性心疾患，脳血管疾患等の発症リスクが高まる．内臓脂肪を減少させることでそれらの発症リスクを低下させ，また発症後でも内臓脂肪の蓄積や体重増加を抑えたり，LDL コレステロール，血糖，血圧等を適正に管理することで，重症化予防が可能となるという考え方を基本として，実施されている．

　特定健診の基本的な項目は，身体計測〔身長，体重，BMI，腹囲（内臓脂肪面積）〕，理学的所見（身体診察），血圧測定，脂質検査（中性脂肪，HDL コレステロール，LDL コレステロールまたは non-HDL コレステロール），

内臓脂肪

腹腔内の腸のまわりに蓄積する脂肪．これが過剰に蓄積している状態を内臓脂肪型肥満と呼び，男性に多く見られる．BMI が 25 未満であっても内臓脂肪が蓄積している場合があり，俗に「隠れ肥満症」と呼ばれることがある．

動機付け支援・積極的支援

特定保健指導には，これら 2 段階がある．動機付け支援は，個別支援またはグループ支援により対象者の自覚や自らの生活習慣の振り返りを促し，重要性の認識，行動目標設定，実践，継続をめざす．積極的支援では，動機付け支援に加え，定期的・継続的で，よりきめ細やかな支援を行う．それぞれの説明は図 1-16 に記載がある．

表 1-7 ● 健診における標準的な質問票

		質問項目	回 答
1-3		現在，a から c の薬の使用の有無*	
	1	a. 血圧を下げる薬	①はい　②いいえ
	2	b. 血糖を下げる薬又はインスリン注射	①はい　②いいえ
	3	c. コレステロールや中性脂肪を下げる薬	①はい　②いいえ
4		医師から，脳卒中（脳出血，脳梗塞等）にかかっているといわれたり，治療を受けたことがありますか.	①はい　②いいえ
5		医師から，心臓病（狭心症，心筋梗塞等）にかかっているといわれたり，治療を受けたことがありますか.	①はい　②いいえ
6		医師から，慢性腎臓病や腎不全にかかっているといわれたり，治療（人工透析など）を受けていますか.	①はい　②いいえ
7		医師から，貧血といわれたことがある.	①はい　②いいえ
8		現在，たばこを習慣的に吸っている. （※「現在，習慣的に喫煙している者」とは，「合計 100 本以上，又は 6 ヶ月以上吸っている者」であり，最近 1 ヶ月間も吸っている者）	①はい　②いいえ
9		20 歳の時の体重から 10 kg 以上増加している.	①はい　②いいえ
10		1 回 30 分以上の軽く汗をかく運動を週 2 日以上，1 年以上実施	①はい　②いいえ
11		日常生活において歩行又は同等の身体活動を 1 日 1 時間以上実施	①はい　②いいえ
12		ほぼ同じ年齢の同性と比較して歩く速度が速い.	①はい　②いいえ
13		食事をかんで食べる時の状態はどれにあてはまりますか.	①何でもかんで食べることができる ②歯や歯ぐき，かみあわせなど気になる部分があり，かみにくいことがある ③ほとんどかめない
14		人と比較して食べる速度が速い.	①速い　②ふつう　③遅い
15		就寝前の 2 時間以内に夕食をとることが週に 3 回以上ある.	①はい　②いいえ
16		朝昼夕の 3 食以外に間食や甘い飲み物を摂取していますか.	①毎日　②時々 ③ほとんど摂取しない
17		朝食を抜くことが週に 3 回以上ある.	①はい　②いいえ
18		お酒（日本酒，焼酎，ビール，洋酒など）を飲む頻度	①毎日　②時々　③ほとんど飲まない（飲めない）
19		飲酒日の 1 日当たりの飲酒量 日本酒 1 合（180 mL）の目安：ビール 500 mL，焼酎〔25 度（110 mL）〕，ウイスキーダブル 1 杯（60 mL），ワイン 2 杯（240 mL）	①1 合未満　②1〜2 合未満　③2〜3 合未満　④3 合以上
20		睡眠で休養が十分とれている.	①はい　②いいえ
21		運動や食生活等の生活習慣を改善してみようと思いますか.	①改善するつもりはない ②改善するつもりである（概ね 6 か月以内） ③近いうちに（概ね 1 か月以内）改善するつもりであり，少しずつ始めている ④既に改善に取り組んでいる（6 か月未満） ⑤既に改善に取り組んでいる（6 か月以上）
22		生活習慣の改善について保健指導を受ける機会があれば，利用しますか.	①はい　②いいえ

* 医師の判断・治療のもとで服薬中のものを指す.

（厚生労働省：標準的な健診・保健指導プログラム　平成 30 年度版. 2018 より）

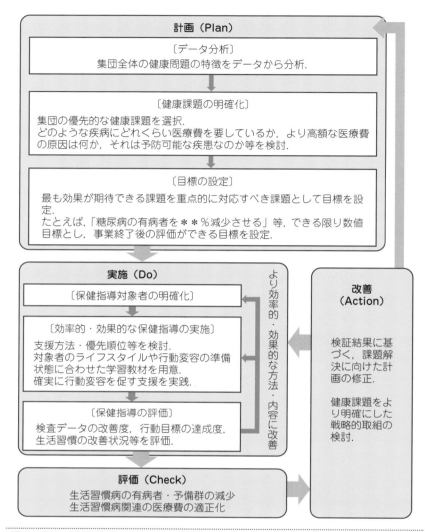

図 1-15 ● 特定健診・特定保健指導の PDCA サイクル
(厚生労働省：標準的な健診・保健指導プログラム 平成 30 年度版．2018 より)

肝機能検査〔AST（GOT），ALT（GPT），γ-GT（γ-GTP）〕，血糖検査（空腹時血糖または HbA1c 検査，やむを得ない場合には随時血糖），尿検査（尿糖，尿たんぱく）と食習慣や生活習慣，服薬状況等に関する質問項目である．質問項目には，生活習慣病リスクの評価，特定保健指導の階層化を目的とした項目が用いられている（**表 1-7**）．階層化は，生活習慣病の危険因子の数に応じて行われ，動機付け支援，積極的支援のように，対象者の状態にあった特定保健指導につなげられる．

b）PDCA サイクルに沿った保健事業の展開

　特定健診によるスクリーニングにより，食生活の指導を含む保健指導が必要な対象者を抽出し，PDCA サイクルに沿って効果的・効率的な指導を行う必要がある．**図 1-15** に健診・保健指導の PDCA サイクルを示した．健診データやレセプト[注]データ，介護保険データなどに基づき健康課題を分析

レセプト

診療報酬請求明細書．病院や診療所が医療費の保険負担分の支払いを保険者に請求するために発行する．レセプトを分析することにより生活習慣病等の罹患状況，医療費が明らかになる．

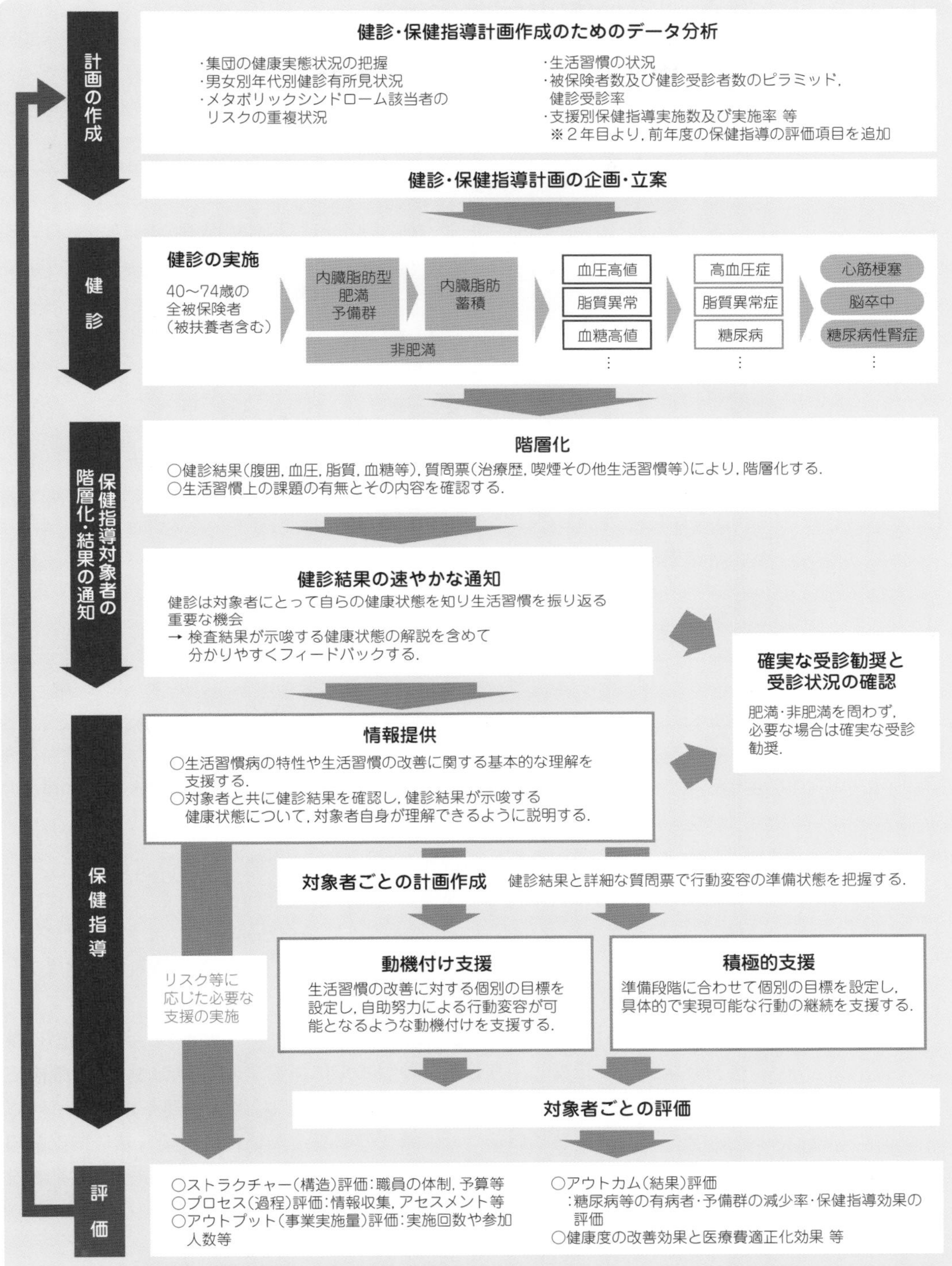

図 1-16 ● 標準的な健診・保健指導計画の流れ

(厚生労働省：標準的な健診・保健指導プログラム 平成 30 年度版. 2018 より)

表 1-8 ● 個別支援と電話支援を組み合わせた支援パターン

支援の種類	回数	時期	支援形態	実施時間	支援内容
初回面接	1	0	グループ支援	80分	①生活習慣と健診結果の関係の理解，メタボリックシンドロームや生活習慣病に関する知識の習得，生活習慣の振り返り等から，対象者本人が生活習慣改善の必要性に気づき，自分自身のこととしてその重要性を理解できるよう支援する． ②対象者本人が，生活習慣を改善するメリットと現在の生活を続けるデメリットについて理解できるよう支援する． ③食生活・身体活動等の生活習慣の改善に必要な実践的な支援をする． ④対象者の行動目標や評価時期の設定を支援する．必要な社会資源を紹介し，対象者が有効に活用できるように支援する． ⑤体重・腹囲の計測方法について説明する． ⑥生活習慣の振り返り，行動目標や評価時期についてグループメンバーと話し合う． ⑦対象者と共に1人ずつ行動目標・支援計画を作成する．
継続的な支援	2	2週間後	電話支援B	5分	①生活習慣の振り返りを行い，必要があると認める場合は，行動目標・行動計画の再設定を行う（中間評価）． ②食生活・身体活動等の生活習慣の改善に必要な実践的な支援をする． ③行動計画の実施状況の確認と行動計画に掲げた行動や取り組みを維持するために賞賛や励ましを行う．
	3	1か月後	電話支援A	20分	
	4		電子メール支援B	1往復	
	5	2か月後	電話支援A（中間評価）	20分	
	6	3か月後	電子メール支援B	1往復	
	7		個別支援A	10分	
評価	8	6か月後			①行動計画の実施状況及び行動目標の達成状況を確認する． ②体重や腹囲の変動状況を確認し，身体状況や生活習慣に変化が見られたかについても確認する．

※評価時期は継続的な支援終了以降，任意の時期に実施することが可能である．評価の時期を6か月後よりも前にする場合は，評価実施後，生活習慣の改善が維持されているか等について，定期的に確認することが望ましい．

(厚生労働省：標準的な健診・保健指導プログラム 平成30年度版. 2018より)

行動変容ステージ

行動変容ステージモデルでは，人が行動を変える場合は「無関心期」→「関心期」→「準備期」→「実行期」→「維持期」の5つのステージを通ると考えられている．行動変容のステージを1つでも先に進むには，その人が今どのステージにいるかを把握し，それぞれのステージに合わせた働きかけが必要になる．

標準的な健診・保健指導プログラム

平成30年度版は，厚生労働省ホームページ（https://www.mhlw.go.jp/stf/seisakunitsuite/bunya/0000194155.html）で公開されている．

し，明確にする．次に，健康課題の優先順位を決め，目標設定を行い，特定保健指導対象者を明確化して指導の実施，評価を行っていく．この過程は本章「2）栄養ケア・マネジメントの概要」（p5）と同様で，スクリーニング，アセスメントによって得られたデータに基づいて計画的に保健指導を行い，評価して改善していくというものである．

標準的な流れを**図1-16**に示した．各種データの分析から，対象集団の特性や健康課題を把握し，具体的にいつまでに何を達成させるという目標を定め，年次計画を作成する．健診結果はすべての対象者へ速やかにフィードバックする．健診結果に基づく階層化により，動機付け支援，積極的支援の対象者を明確にするが，非対象者に対しても，必要な情報提供や保健指導を行うことが重要である．

c）実際の支援の手順と実施記録

積極的支援の具体例を**表1-8**に示した．支援内容には，支援項目とその手順が分かるようになっている．対象者の行動変容ステージを把握し，適切な内容と順番を考えて支援を行う．また，特定保健指導支援計画および実施報告書の例は厚生労働省「標準的な健診・保健指導プログラム 平成30年度版」に示されている（**図1-17**）．ここに特定健診の情報を合わせて添えて

1) 初回面接による支援

	機関名・番号 保健指導者名 (職種)	実施年月日	実施時間	腹囲 (増減数)	体重 (増減数)	収縮期血圧 (増減数)	拡張期血圧 (増減数)	行動変容ステージ	保健指導実施内容	保健指導 支援形態 1. 個別 2. グループ (実施時間)	コメント (任意)
初回	△△ △△ ○○ ○○ (保健師)	平成29年 7月9日	20分	cm ( )	kg ( )	mmHg ( )	mmHg ( )	(1) 無関心期 (2) 関心期 (3) 準備期 (4) 実行期 (5) 維持期	・生活習慣と健診結果の関係について ・標準的な食事量, 運動量の目安の提示 ・生活習慣の振り返り ・行動目標および計画の策定	①個別 (20 分) 2. グループ (分) 5. 遠隔面接 (分)	
(初回面接を分割実施した場合の2回目)	△△ △△ ○○ ○○ (保健師)	平成29年 7月9日	分							1. 個別 (分) 2. グループ (分) 3. 電話 (分) 4. 電子メール (往復) 5. 遠隔面接 (分)	

2) 継続的な支援（腹囲, 体重, 血圧については中間評価時は必須. しかし, 他の回については血圧は情報を入手していない場合は記載の必要はない）
(1) 個別A・グループA・電話A・電子メールAによる支援（支援A）

	機関名・番号 保健指導者名 (職種)	実施年月日	実施時間	腹囲 (増減数)	体重 (増減数)	収縮期血圧 (増減数)	拡張期血圧 (増減数)	生活習慣の改善状況	指導の種類	保健指導 支援形態 1. 個別A 2. グループA 3. 電話A 4. 電子メールA (実施時間)	支援実施ポイント	合計ポイント	コメント (任意)
□中間 2回目 □終了 □実績評価	△△ △△ ○○ ○○ (保健師)	平成29年 7月9日	20分	cm ( )	kg ( )	mmHg ( )	mmHg ( )	栄養・食生活 0. 変化なし ①改善 2. 悪化 身体活動 ⓪変化なし 1. 改善 2. 悪化 禁煙 1. 禁煙継続 2. 非継続 ③非喫煙 4. 禁煙の意思なし	食事 □ 運動 □ 禁煙 □	①個別A (20 分) 2. グループA (分) 3. 電話A (分) 4. 電子メールA (往復)	80		

図 1-17 ● 特定保健指導実施報告書の例（一部）

(厚生労働省：標準的な健診・保健指導プログラム　平成30年度版. 2018 より)

おくことで, 階層化や支援計画の根拠が確認しやすい. このように手順に沿った書式を作成することで, プログラムの評価を行うための情報が整理されるとともに, 支援の標準化につながる. 一定の能力を習得した管理栄養士であれば, 誰が担当しても同様の支援を提供できることになる. さらに, 多職種連携においても情報の一元化につながり, スムーズな支援が実現し, 対象者にとって有益となる.

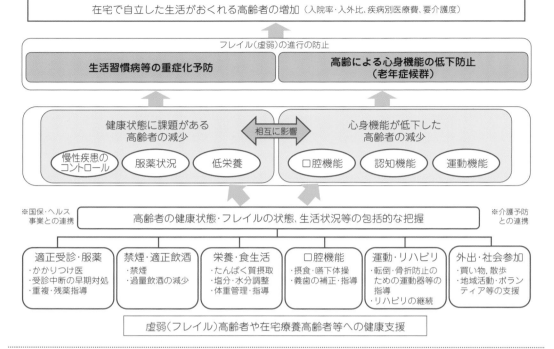

図 1-18 ● 高齢者の保健事業の目標設定の考え方

（厚生労働省：高齢者の特性を踏まえた保健事業ガイドライン．第2版，2019 より）

❸高齢期

　わが国では平均寿命が年々伸び，高齢者が増加している．高齢者の栄養的な問題として，低栄養，摂食嚥下障害など，成人期とは異なる視点が必要となる．日本では，65〜74歳を前期高齢者，75歳以上を後期高齢者と呼んでいる．本項では，高齢期（後期）に管理栄養士がかかわる保健事業について説明する．

a）特定健康診査・特定保健指導

　特定健康診査・特定保健指導の対象者として，前期高齢者は該当する．詳細は前項の成人期を参照．

b）高齢者の特性を踏まえた保健事業ガイドライン　第2版
ガイドラインの策定の目的

　わが国における医療保険者が実施する保健事業は，特定健康診査・特定保健指導をはじめとした，壮年期のメタボリックシンドローム対策が中心であった．しかし，高齢者は壮年期とは異なる健康課題を抱えており，高齢者の特性を踏まえた取り組みが必要となる．2018年4月に「**高齢者の特性を踏まえた保健事業ガイドライン**」が策定され，有識者会議等で議論し，高齢者の保健事業と介護予防の一体的実施のあり方を示すためにガイドラインの改定が行われ，第2版が作成された．

　高齢者保健事業の目的は「**在宅で自立した生活がおくれる高齢者の増加**」である（**図 1-18**）．そのために，「**生活習慣病の重症化予防**」および「**高齢**

による心身機能の低下予防」を2つの柱としている．これを実現するための項目として，「慢性疾患のコントロール」「服薬状況」「低栄養」「口腔機能」「認知機能」「運動機能」の6項目があげられている．

①慢性疾患のコントロールは，特定健康診査・特定保健指導を参考にされたい．

②服薬状況としては，飲み忘れに加え，ポリファーマシー（多剤服用）の問題がある．薬剤の種類が6種類以上では有意に有害事象が出現し，5種類以上では転倒の発生頻度が有意に高くなることが報告されている．

③低栄養は予後に関連するため，栄養状態を評価する質問紙などのツールや定期的な体重測定を行う．食事に関しては，エネルギー量やたんぱく質摂取不足にならないように肉や魚の積極的な摂取が望まれる．

④口腔機能では，歯が欠損した場合，果実類，野菜類の摂取が少なく，たんぱく質やビタミン類，食物繊維，ミネラルの摂取が少なかったと報告されている．そのため，口腔機能に異常を感じた場合には，早めに歯科での診察を行う必要がある．嚥下機能が低下した場合，液体を誤嚥することが多くなるため，水が飲めるかどうかを検査する水飲みテストはスクリーニングの一つである．

⑤認知機能は，炭水化物を主とする高カロリー食や低たんぱく食および低脂肪食は，軽度認知障害や認知症のリスクを高める傾向にあるが，個々の栄養素では確定的な結果は得られていない．また，高齢者の体重減少と認知症（認知障害）は関連することも報告されている．認知機能の評価には，長谷川式簡易知能評価スケール（HDS-R）やミニメンタルステート検査（MMSE）を使用することが多い．

⑥運動機能の評価では，ロコモティブシンドロームの判定基準であるロコチェックがある．これは難度が高いものの，機能低下の初期段階で検出できる可能性が高い．

日々の生活のうえでは，禁煙・適性量の飲酒，食事では，たんぱく質の摂取，塩分の摂取過多にしない，体重管理など，運動では転倒骨折予防のため運動，外出・社会参加を積極的に行うこと，適正な受診・服薬に留意する．

後期高齢者の質問票

また，本ガイドラインでは，フレイル等の高齢者の特性を把握するための新たな質問票として**後期高齢者の質問票**（**表1-9**）が策定された．後期高齢者の質問票の活用目的は，第一に健康課題等への把握を行い，把握した健康課題等をもとに必要な支援へつなぐことである．

これは，特定健診の標準的な質問票に代わるものとしてKDBシステム（国保データベースシステム）等にデータを収載し，経年推移についても把握することも可能である．また，後期高齢者の質問票を教育ツールとして活用し，被保険者にフィードバックすることによって本人への気付きを促すツールとして役立てることもできる．

後期高齢者の質問票の役割としては，以下の5点をあげることができる．

①特定健康診査の「標準的な質問票」に代わるものとして，後期高齢者に対する健診の場で後期高齢者の質問票を用いた問診（情報収集）を実施

表 1-9 ● 後期高齢者の質問票

類型名	No	質問文	回答
健康状態	1	あなたの現在の健康状態はいかがですか	①よい ②まあよい ③ふつう ④あまりよくない ⑤よくない
心の健康状態	2	毎日の生活に満足していますか	①満足 ②やや満足 ③やや不満 ④不満
食習慣	3	1日3食きちんと食べていますか	①はい ②いいえ
口腔機能	4	半年前に比べて固いものが食べにくくなりましたか ※さきいか，たくあんなど	①はい ②いいえ
	5	お茶や汁物等でむせることがありますか	①はい ②いいえ
体重変化	6	6カ月間で2〜3kg以上の体重減少がありましたか	①はい ②いいえ
運動・転倒	7	以前に比べて歩く速度が遅くなってきたと思いますか	①はい ②いいえ
	8	この1年間に転んだことがありますか	①はい ②いいえ
	9	ウォーキング等の運動を週に1回以上していますか	①はい ②いいえ
認知機能	10	周りの人から「いつも同じことを聞く」などの物忘れがあると言われていますか	①はい ②いいえ
	11	今日が何月何日かわからない時がありますか	①はい ②いいえ
喫煙	12	あなたはたばこを吸いますか	①吸っている ②吸っていない ③やめた
社会参加	13	週に1回以上は外出していますか	①はい ②いいえ
	14	ふだんから家族や友人と付き合いがありますか	①はい ②いいえ
ソーシャルサポート	15	体調が悪いときに，身近に相談できる人がいますか	①はい ②いいえ

(厚生労働省：高齢者の特性を踏まえた保健事業ガイドライン. 第2版, 2019 より)

し，高齢者の特性を踏まえた健康状態を総合的に把握する.

②通いの場等においても後期高齢者の質問票を用いて健康状態を評価することにより，住民や保健事業・介護予防担当者等が高齢者のフレイルに対する関心を高め，生活改善を促すことが期待される.

③後期高齢者の質問票の回答内容とKDBシステムから抽出した医療・健診・介護情報を併用し，高齢者を必要な保健事業や医療機関受診につなげ，地域で高齢者の健康を支える.

④保健指導における健康状態のアセスメントとして活用するとともに，行動変容の評価指標として用いる.

⑤KDBシステムにデータを収載・分析することにより，事業評価を実施可能とし，PDCAサイクルによる保健事業に資する.

後期高齢者の質問票は，健診の際に活用されることを想定しているが，市町村の介護予防・日常生活支援総合事業における通いの場やかかりつけ医の医療機関等，さまざまな場面で健康状態の評価が実施されることも期待される.

①"健診"の場で実施する

健診を受診した際に，後期高齢者の質問票を用いて健康状態を評価する.健診時は多くの高齢者にアプローチができる機会である.

②"通いの場（地域サロン等）"で実施する

通いの場等に参加する高齢者に対して後期高齢者の質問票を用いた健康状

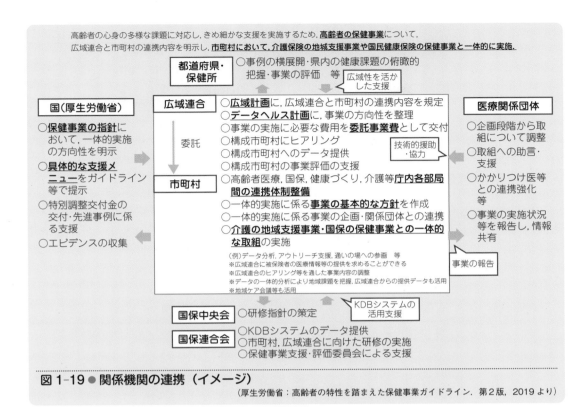

高齢者の心身の多様な課題に対応し,きめ細かな支援を実施するため,**高齢者の保健事業**について,広域連合と市町村の連携内容を明示し,**市町村において,介護保険の地域支援事業や国民健康保険の保健事業と一体的に実施.**

図 1-19 ● 関係機関の連携（イメージ）
（厚生労働省：高齢者の特性を踏まえた保健事業ガイドライン. 第2版, 2019 より）

態の評価を実施する.

③"かかりつけ医等（医療機関）"の受診の際に実施する

　医療機関を受診した高齢者に対して,後期高齢者の質問票（表1-9）を用いた健康評価を実施する.

　高齢者の健康状態等の把握や,本人へのフィードバックに活用し,適切な保健指導を実施することが求められる.このような高齢期における保健事業を具体的に推進するための模式図を**図1-19**に示す.市町村が中心となるが,国,都道府県・保健所,医療関係団体,国保がサポートしながら進めることが示されている.

c) 高齢者の保健事業の評価について

　保健事業において,**ストラクチャー,プロセス,アウトプット,アウトカム**の4つの観点により,その事業実施が適切であったか,効果があったかを確認（評価）し,改善が必要な場合には適宜,修正を行う.**事業評価**では,あらかじめ定めた評価指標に関するデータを収集し,支援の前後の状態を比較する.また,数値化できない定性情報である保健指導の内容や,本人・家族・介護者の反応・感想,参加者の満足度や健康意識の変化,福祉関係者の対応状況等も評価に活用し,地域資源の活用状況やそれによる参加状況の変化などについても考察する.

　高齢者は,支援により状態が改善することもありうるが,その改善の速度は緩やかであることが考えられる.また,状態が悪化しないことも成果ということができる.そのため,事業評価は**短期的な評価**と**中長期評価**を行う必

表 1-10 ● 事業評価指標

取り組み テーマ	項　目	評価時期		データソース
		短　期	中長期	
共　通	BMI・血圧 医療費（入院／外来別）・疾患名・服薬数 介護給付費・要介護度 事業参加満足度	● ○	○ ● ○ 	健診 レセプト 介護レセプト 聞き取り
栄　養	体重 食物摂取頻度調査 アルブミン値	● ○ ○		健診 聞き取り 健診
口　腔	一部噛めない食べ物がある お茶や汁物等でむせることがある 有所見状況 歯科医療費 口腔内の状態・口腔清掃等の実施状況	○ ○ ○ ○	 ● 	健診質問票 歯科健診 歯科レセプト 聞き取り
服　薬	調剤医療費・処方薬剤種類数 残薬の状況	● ○	○ 	レセプト 聞き取り
重症化 予防	（糖尿病）空腹時血糖，HbA1c （糖尿病性腎症）e-GFR	●	○	健診

●：最低限実施すべき評価指標，○：その他測定可能な場合に実施する評価指標
平成 28 年度のモデル事業内容等により作成

（厚生労働省：高齢者の特性を踏まえた保健事業ガイドライン．第 2 版，2019 より）

要がある．また，比較的短期間で変化が期待できる内容については，実施主体（市町村等）で評価し，事業のマクロ的視点や中長期の追跡が必要な場合等は，取りまとめ機関（広域連合や国）が実施・支援するなど，役割を分担していくことも考えられる．**表 1-10** に事業評価指標の例を示す．

d) 栄養（低栄養）に関するプログラム（図 1-20）

実施体制

　管理栄養士や保健師ら医療専門職による電話，もしくは訪問により支援を行う．栄養状態は口腔機能とも関連することから，必要に応じて歯科衛生士等の医療専門職とも連携する．各地域の栄養士会では，栄養相談や研修の講師紹介等を行う栄養ケア・ステーションが設置されているため，実施体制構築に当たり連携することも考えられる．また，高齢者本人による改善の取り組みだけでなく，地域の食に関する資源を活用する視点も重要であることから，地域医療関係団体や食生活改善推進委員等との連携も有効である．

対象者の抽出・絞り込み

　栄養（低栄養）に関するプログラム対象者の抽出方法として，**BMI（18.5 未満）**や後期高齢者の質問票（表 1-9：No.6「6 か月で 2～3 kg 以上の体重減少」）を活用する方法がある．健診結果を活用する場合，経年で BMI や体重の減少幅が大きい者や過去の健診で異常のある者を優先すると効果的である．レセプトデータから低栄養支援が必要な者を抽出する場合（たとえば，医療機関の退院患者や栄養指導を受けた者，アルブミン検査の実施者，栄養障害や慢性疾患を有する場合）は，在宅での支援の必要性を検討し，対象者抽出につなげることが必要である．

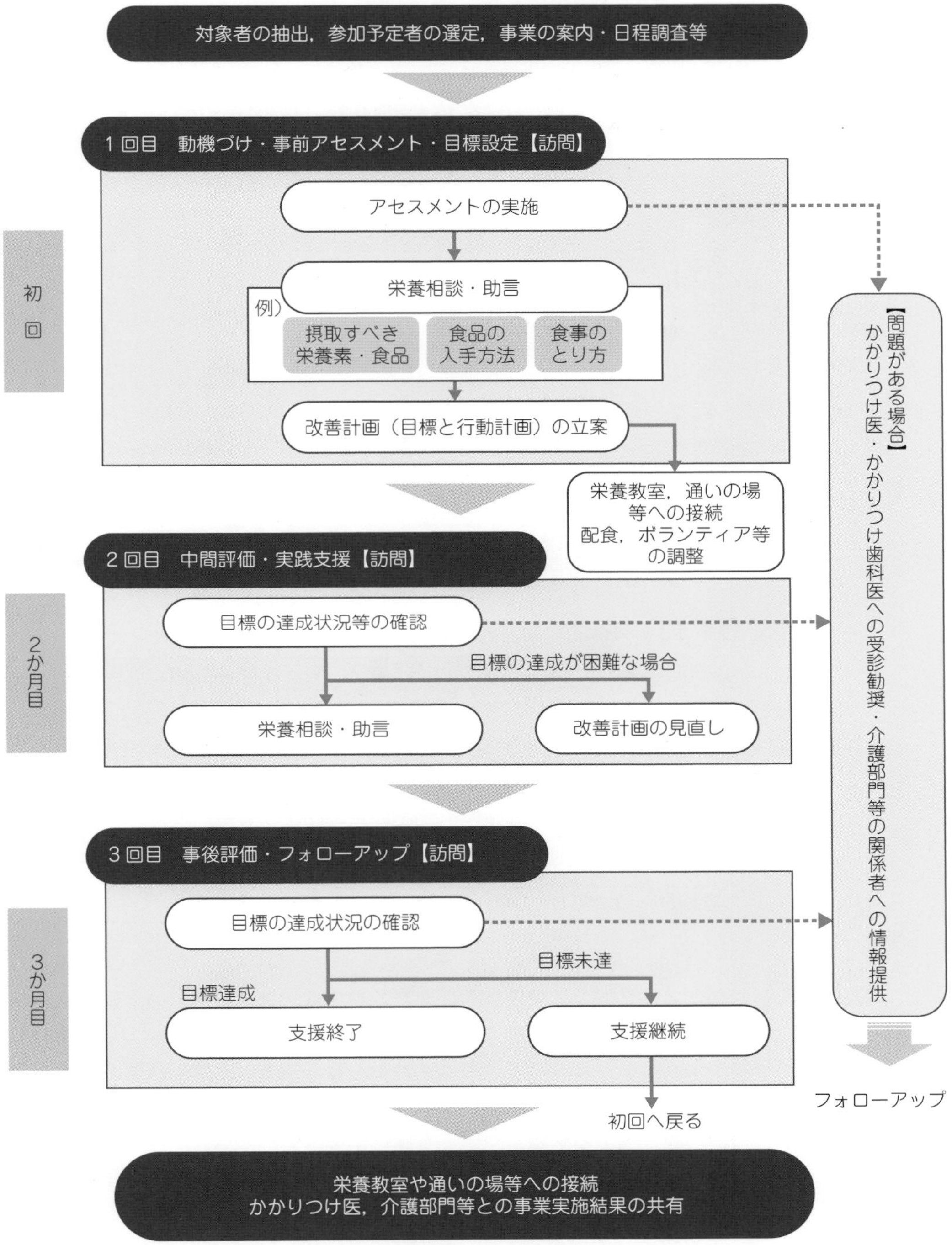

図 1-20 ● 各種健康課題別の取り組み例〔栄養（低栄養）に関するプログラム〕
（厚生労働省：高齢者の特性を踏まえた保険事業ガイドライン，第 2 版，2019 より）

実施内容

①動機づけ・事前アセスメント・目標設定

　初回訪問時は，体重・BMI の確認や変化の状況等のほか，改善計画の立

表 1-11 ● アセスメント項目の例

区 分	項 目	データソース
栄 養	体重変化	後期高齢者の質問票（No.6） 【6カ月間で2～3kgの体重現状がありましたか：はい】
	食習慣	後期高齢者の質問票（No.3） 【1日3食きちんと食べていますか：いいえ】
	簡易栄養調査点数	簡易栄養調査
	アルブミン値	健診結果・血液検査
	食事回数・内容，摂取エネルギー，タンパク質量，水分摂取量，排便の状況，食事環境，買い物環境，食欲不振の有無，ストレス状況，急性疾患の罹患状況，うつ状態	聞き取り
口 腔	咀嚼機能・嚥下機能	後期高齢者の質問票（No.4） 【半年前に比べて固いものが食べにくくなりましたか ※さきいか，たくあんなど：はい】 後期高齢者の質問票（No.5） 【お茶や汁物等でむせることがありますか：はい】 歯科健診結果
	有所見状況	歯科健診結果
	口腔内・義歯の状況，口腔清掃の実施状況	聞き取り

（厚生労働省：高齢者の特性を踏まえた保健事業ガイドライン．第2版，2019より）

表 1-12 ● 具体的な助言内容の例

対象者の状況	助言内容の例
体重減少がある場合，欠食がある場合	摂取すべき栄養素・食品の紹介 調理方法に関する説明 食事のとり方（量や時間，間食の利用方法）の紹介 食品の入手方法（配食弁当や食材の宅配）の紹介 コミュニティバスの時刻表の紹介 日持ちのする食品（缶詰等）の利用の提案 共食（家族，友人等）の機会を増やすことの提案
ダイエット中の場合	無理のない食事内容・方法に関するアドバイス
口腔機能の低下が疑われる場合	※口腔のプログラム参照

（厚生労働省：高齢者の特性を踏まえた保健事業ガイドライン．第2版，2019より）

案のために必要な「栄養状態に関わる食生活・日常生活上の課題」を見つけ出すために，その具体的な状況・背景を確認する．具体的には，表1-11に示すような項目についてアセスメントを行う．また，栄養状態が悪化する背景には，口腔の問題や咀嚼・嚥下機能の低下が関連している場合があるため，口腔・嚥下の状態についても確認する．また，本人からの聞き取りだけではなく，受診している診療科（歯科含む）・傷病名・処方内容等から栄養状態への影響を確認しておくことが望ましい．

　アセスメントの結果，明らかになった課題に応じて，具体的な助言を行う．具体例を表1-12に示す．低栄養に関する支援としては，摂取する食事の内容（栄養素）等に限定しがちであるが，高齢者の生活全般のIADL（Instrumental Activity of Daily Living）を向上させ，栄養改善を図る支援を行う必要がある．改善のためにどのような食品を摂取するかだけでなく，適切な食品をどのように入手するか等の支援も重要である．なお，アセスメントの結果，極端な体重減少や体調不良，口腔・嚥下状態の問題等を把握した場

表1-13 ● 設定する目標（例）

野菜を毎食2皿以上とる
1日3食時間を決めて食べる
たんぱく質のおかずを毎食食べる
塩分摂取に気を付けて食事をする
ご飯の量を増やす，おやつ時に牛乳を飲む
油料理を1日1回はとる
1日1回は玄関から外に出る
地域の活動に参加する
外出した際に魚や肉を買う
週に〇回以上，家族や知人等と食事をする

（厚生労働省：高齢者の特性を踏まえた保健事業ガイドライン．第2版，2019より）

合には，医師や歯科医師等への受診勧奨を行う．

　そして，栄養状態の改善に向けて，課題解決に向けた改善計画（目標と行動計画）を対象者とともに立案する．目標は，なりたい状態を示す「状態目標」よりも，具体的にとるべき行動を定める**「行動目標」**が望ましい．具体的には**表1-13**のような目標があげられる．

　目標達成のための行動計画は，**対象者が無理なく取り組みやすい内容とし，身近な地域の食に関する資源の活用等の視点**を盛り込む．対象者の状況に応じて，配食サービスやボランティア，栄養教室など，必要な支援・サービスの調整を行う．支援に当たっては，高齢者それぞれの食事内容，買い物や調理，食事環境，食事にまつわる生活や課題等から，課題解決に向けて取り組みやすい内容を一緒に考え提案するというスタンスで臨むことが必要である．なお，より高い効果を得るためには，栄養と運動の併用した支援，栄養と歯科・口腔の併用した支援のように，それぞれの高齢者に合致したテーラーメイドの取り組みとすることが重要である．

②中間評価・実践支援

　中間評価では，**設定した目標の達成状況や体重の変化状況**等を確認する．評価指標としてBMIを用いる場合があるが，BMIは改善傾向にあっても変化量が小さく，評価が難しいため，体重を用いることも必要である．また，アルブミン値を用いることもあるが，侵襲的であり費用もかかる．できるだけ負担にならないよう，効率的な収集方法を検討する必要がある．

③事後評価・フォローアップ

　事後評価では，**設定した目標が達成されているかどうか**を確認する．目標が達成されている場合は支援終了とし，引き続き支援が必要と判断される場合には，同事業で引き続き支援を継続するか，地域支援事業等，他のサービスへ接続する．

国保保健事業と高齢者保健事業との接続

　事業実施に当たっては，フレイルのおそれのある高齢者全体を支援するために，国民健康保険保健事業と高齢者保健事業を接続して実施できるようにする．

　高齢者の健康状態は，非常に個人差が大きく，前期高齢者であってもフレイルのおそれのある者，重症化予防等の取り組みの対象となっている者もいる．高齢者への訪問指導等を行う際には，国民健康保険加入時等，後期高齢

者医療制度加入前の情報を活用しながら行うことが望ましい．また，国民健康保険加入時に，重症化予防事業の対象となっていた者については，後期高齢者医療制度の被保険者となり，事業の対象としてフォローされなくなってしまうこともある．しかし，高齢者本人や地域の関係機関にとって年齢で事業が区切られることは適切ではない．前期高齢者からの健康づくり・予防活動が重要であり，そのためにも，国民健康保険から後期高齢者医療制度に移行した場合でも，保健指導の記録を適切に後期高齢者の保健事業の担当者に引き継ぐことが望まれる．

　こうした取り組み等について，KDBシステム等を活用して事業の実績を整理しつつ，事業の評価を行い，効果的かつ効率的な支援メニュー内容への改善につなげていく．生活習慣や社会参加の状況，身体状況の変化や医療機関の受診状況，疾病の罹患状況，要介護認定率等により，事業の成果等を確認しながら，ストラクチャー（構造：実施体制等），プロセス（過程：事業の進め方等），アウトプット（事業実施量），アウトカム（事業実施効果）の4つの視点から事業を振り返り，事業実施上の成功要因や課題等を明らかにして，効果的かつ効率的な高齢者の事業展開をめざす．

食事摂取基準

学修到達ポイント

　栄養管理を行うために重要な食事摂取基準について学ぶ．日本人の食事摂取基準は5年ごとに改定され，栄養学の進歩とともに変わっていくことから，知識の修得に留まらず，食事摂取基準の策定の基本的事項と活用の基本的事項を理解することが重要である．
- ●食事摂取基準の意義，策定方針，策定の基本的事項，留意点を説明できる．
- ●食事摂取基準の各指標の目的と定義について説明できる．
- ●食事摂取基準におけるエネルギーおよび栄養素摂取基準策定の科学的根拠を理解できる．
- ●食事摂取基準の活用の基本的事項を説明できる．

　日本人の食事摂取基準（2020年版）について，策定の基本的事項や各指標の目的と定義などの重要事項を解説する．また，エネルギーおよび栄養素摂取基準策定の科学的根拠を解説しており，これらを学ぶことで，栄養学の基礎と応用のつながりを理解し，栄養管理に活かすことを本章の目的としている．

1. 食事摂取基準策定の経緯

1）日本人の食事摂取基準の意義

　日本人の食事摂取基準は，**健康増進法**（平成14年法律103号）に基づき，国民の健康の保持・増進を図るうえで摂取することが望ましいエネルギーおよび栄養素量の基準を厚生労働大臣が定めるものである．日本人が食事摂取量の不足や過剰に起因する健康障害を回避し，健康を維持・増進するためにエネルギーやどのような栄養素をどれだけ摂取すればよいかを示したガイドラインと位置づけられている．

　国や地域の計画および評価の基礎資料として活用されるとともに，事業所給食，医療・介護施設等における栄養・食事管理，栄養指導，学校給食に活用されるなど，すべての管理栄養士・栄養士業務の基礎になるものである．また，学校給食実施基準や食品表示基準など，関係省庁の基準策定にも活用されており，国の栄養政策の基盤となるものである．

　すべての管理栄養士・栄養士は，食事摂取基準を正しく理解し，適切に活用することが求められる．基準量の意味，算出根拠，使用上の留意点等を十

分に理解し，それを弾力的に活用できる力を備える必要がある．

2）日本人の食事摂取基準の沿革

　国民の健康を良好な状態にするため，食事摂取基準は不可欠のガイドラインである．それゆえに，これまでにも国は類似のガイドラインを策定し，活用してきた．第1回が1941（昭和16）年に策定されてから，国の食料事情や生活様式などの生活環境の変化，国民の体位（身長・体重など）ならびに健康状態の変化，さらに栄養学における新しい知見等に対応して，改定されてきている．1945（昭和20）年頃までは主として，基礎研究が行われ栄養基準が作成されてきた．また，そのほかいくつかの政府関係組織によっても国民の栄養基準が発表されてきた．第二次世界大戦終了後の策定作業は一本化され，総理府経済安定本部，次いで科学技術庁を経て，1969（昭和44）年から厚生省（現 厚生労働省）の所管事項となり，今日に至っている（**表2-1**）．

　日本人の食事摂取基準は，かつて日本人の栄養所要量と呼ばれていた．1941年に栄養要求量標準が発表され，1949年に摂取基準量が公表された．第1回目から第3回目までは，国民全体として栄養素の欠乏症に悩まされた時代であり，栄養所要量は一般的には努力目標として考えられており，栄養所要量が充足できるよう食生活が改善されることが奨励された．しかし，1950年代後半からの高度成長に伴う国民所得の増大から食料確保が容易になったことに伴い，栄養素欠乏症が減少し，一部には次第に栄養素の過剰摂取による弊害が顕在化するようになってくると，栄養所要量は健康を保持するための望ましい量として考えられるようになった．従来のように栄養所要量を下限として見るよりも，場合によっては上限として見る必要も出てきた．そこで，1969年の栄養所要量では高血圧を予防するために食塩の摂取量の上限値が記載された．一方，現在の食事摂取基準の「目標量」の概念は，この時は確立されなかった．

　1999年に策定された「第6次改定日本人の栄養所要量－食事摂取基準－」では，単なる必要量の充足のための栄養摂取基準値のみでなく，新たに許容上限摂取量を加えた新しい概念，すなわち食事摂取基準の概念が一部導入された．また，この改定では策定対象となる成分として，新たにビタミンで6種類（ビタミンK，ビタミンB_6，葉酸，ビタミンB_{12}，ビオチン，パントテン酸），ミネラル類で7種類（銅，ヨウ素，マンガン，セレン，亜鉛，クロム，モリブデン）が加えられた．年齢区分が大幅に簡略化されているなど，諸外国のガイドラインの動向を考慮した見直しが行われた．用語として栄養所要量は用いられていたものの，考え方としては栄養所要量から食事摂取基準への転換を試みたものとして重要な意義があった．

　2004年に改定された日本人の食事摂取基準（2005年版）では，食事摂取基準の概念がほぼすべて取り入れられた．さらに，生活習慣病予防に重点を置いた指標である目標量が日本独自の指標として策定された．食事摂取基準の考え方は，「エネルギーや栄養素の摂取不足や摂取過剰による健康障害および生活習慣病を防ぐために複数の基準数値群によって，適切，かつ合理的

表 2-1 ● 日本人の栄養所要量，食事摂取基準の沿革

年　月	策　定	内容，特徴など
1941 年 9 月 （昭和 16 年）	第 1 回目	厚生科学研究所国民栄養部：日本人栄養要求量標準を作成．熱量（エネルギー）とたんぱく質のみを対象とする摂取基準量が発表された．
1949 年 6 月 （昭和 24 年）	第 2 回目	国民食糧および栄養対策審議会：標準基準量を発表．熱量（エネルギー）とたんぱく質のみを対象とする摂取基準量が発表された．
1952 年 5 月 （昭和 27 年）		資源調査会食糧部会（経済安定本部）：微量栄養素（無機質およびビタミン）を発表する．初めて無機質およびビタミンの摂取基準量が示された．
1959 年 12 月 （昭和 34 年） 1960 年 7 月 （昭和 35 年）	第 3 回目	栄養審議会（厚生省）：科学技術庁資源調査会による日本人の栄養所要量に関する勧告（1959 年）を審議し，そのうち熱量所要量を答申する． 栄養審議会（厚生省）が科学技術庁資源調査会による日本人の栄養所要量に関する勧告（1960 年）を審議し，たんぱく質，無機質，ビタミンの各所要量を答申する．また，1955 年の国勢調査による人口に基づいて日本人の 1 人 1 日あたり栄養基準量を答申する．
1969 年 8 月 （昭和 44 年）	第 4 回目	栄養審議会（厚生省）：栄養審議会栄養所要量等策定委員会により改定された 1970 年の日本人の推計体位をもとにした「日本人の栄養所要量」を審議し，答申する． 初めて厚生省の所管事業として策定された．体表面積あたりの基礎代謝基準値が採用された．生活活動指数を用いた労作強度の 4 段階区分が行われた．
1975 年 3 月 （昭和 50 年）	第 5 回目 （第 1 次改定）	栄養審議会（厚生省）：栄養所要量等に関する策定委員会により改定された 1980 年の推計体位をもとにした「日本人の栄養所要量」を審議し，答申する．成人病予防に関わる改正として，エネルギー所要量，脂肪エネルギー比率，食塩の所要量などの見直しが行われた．
1979 年 8 月 （昭和 54 年）	第 6 回目 （第 2 次改定）	公衆衛生審議会栄養部会（厚生省）：栄養所要量等に関する策定委員会により改定された 1985 年の推計体位をもとにした「日本人の栄養所要量」を審議し，答申する．
1984 年 8 月 （昭和 59 年）	第 7 回目 （第 3 次改定）	公衆衛生審議会栄養部会（厚生省）：栄養所要量等に関する策定委員会により改定された 1990 年の推計体位をもとにした「日本人の栄養所要量」を審議し，答申する． 運動不足がもたらす栄養代謝異常の増加に対応し，生活活動と付加運動によるエネルギー消費の目安量が策定された．
1989 年 9 月 （平成元年）	第 8 回目 （第 4 次改定）	公衆衛生審議会栄養部会（厚生省）：栄養所要量等に関する策定委員会により改定された 1995 年の推計体位をもとにした「日本人の栄養所要量」を審議し，答申する．
1994 年 3 月 （平成 6 年）	第 9 回目 （第 5 次改定）	公衆衛生審議会健康増進栄養部会（厚生省）：栄養所要量等に関する策定委員会により改定された 2000 年の推計体位をもとにした「日本人の栄養所要量」を審議し，答申する．
1999 年 6 月 （平成 11 年）	第 10 回目 （第 6 次改定）	公衆衛生審議会健康増進栄養部会（厚生省）：栄養所要量等に関する策定委員会により改定された 1997 年の推計体位をもとにした「日本人の栄養所要量－食事摂取基準－」を審議し，答申する． 食事摂取基準の考え方が初めて導入された．
2004 年 10 月 （平成 16 年）	第 11 回目 （2005 年版）	日本人の栄養所要量－食事摂取基準－策定検討会（厚生労働省）：日本人の栄養所要量－食事摂取基準－策定検討会により「日本人の食事摂取基準（2005 年版）」が発表された． 「栄養所要量」から「食事摂取基準」へ考え方が完全に移行した．
2009 年 5 月 （平成 21 年）	第 12 回目 （2010 年版）	日本人の食事摂取基準策定検討会（厚生労働省）：日本人の食事摂取基準策定検討会により「日本人の食事摂取基準（2010 年版）」が発表された．
2014 年 3 月 （平成 26 年）	第 13 回目 （2015 年版）	日本人の食事摂取基準（2015 年版）策定検討会（厚生労働省）：日本人の食事摂取基準（2015 年版）策定検討会により「日本人の食事摂取基準（2015 年版）」が発表された． エネルギーの指標として BMI が採用された．また，策定目的として生活習慣病の重症化予防が加わった．
2019 年 12 月 （令和元年）	第 14 回目 （2020 年版）	日本人の食事摂取基準策定検討会（厚生労働省）：日本人の食事摂取基準策定検討会により「日本人の食事摂取基準（2020 年版）」が発表された． 策定方針として高齢者の低栄養やフレイル予防も視野に入れて検討された．

〔厚生労働省：日本人の食事摂取基準（2020 年版），小林修平，ほか：栄養学雑誌，53(1)：1-11，1995 をもとに改変〕

な根拠をもった摂取量の範囲を示し，摂取量がその範囲にあることが望ましい」とするものである．この基本にあるのは，エネルギーおよび栄養素の望ましい摂取量は個人によって異なり，「真」の望ましい摂取量を測定することや算出することが非常に困難であるため，**確率論的な考え方**が必要であるということである．

2009年に改定された日本人の食事摂取基準（2010年版）は，2005年版の考え方を踏襲し，栄養指導や給食管理など各種栄養関連業務に活用することをねらいとして，活用の基礎理論が整理された．2014年に改定された日本人の食事摂取基準（2015年版）では，2010年版の考え方を踏襲しつつ，策定の目的に生活習慣病の発症予防とともに**重症化予防**が加えられた．この策定方針の見直しにより，食事摂取基準を適用する対象として，健康な個人ならびに集団に加え，高血圧，脂質異常症，高血糖，腎機能低下に関しては保健指導レベルにある者も含むこととなった．

2019年に改定された最新の日本人の食事摂取基準（2020年版）では，わが国の高齢社会のさらなる進展を背景とし，策定方針に高齢者の**低栄養**や**フレイル予防**も視野に入れることが加わり，50歳以上における年齢区分や高齢者の目標量などが変更された．

2. 食事摂取基準策定の方針と基本的事項

1）日本人の食事摂取基準（2020年版）の策定方針

❶策定方針

わが国における高齢化の推移と将来推計では，総人口は減少傾向にある一方で，65歳以上の高齢者の割合が上昇している．直近の問題として2025年には団塊の世代が75歳以上となり，さらにその先の2042年には高齢者人口のピークを迎えることが予測されている．国際的に見てもわが国の高齢化は例を見ない速度で進展している．このようななか，在宅医療，在宅看護を受ける者は増加することが予測されており，これらの人々の健康と栄養の問題は非常に重要な課題となっている．

また，現在，わが国の政策の基本的な枠組みを根拠に基づいて展開する「根拠に基づく政策立案（evidence based policy making；EBPM）」が推進されている．限られた資源を有効に活用し，国民により信頼される行政を展開するために，栄養政策に関してもEBPMの視点をいっそう深めていくことが重要となっている．

2013年に開始された健康日本21（第二次）では，高齢化の進展や糖尿病有病者数の増加等を踏まえ，主要な生活習慣病の発症予防と重症化予防の徹底を図るとともに，社会生活を営むために必要な機能の維持および向上を図ることなどが基本的方向として掲げられている．

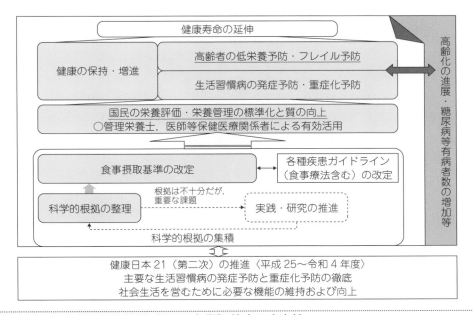

図 2-1 ● 日本人の食事摂取基準（2020 年版）策定の方向性
〔厚生労働省：日本人の食事摂取基準（2020 年版）より〕

このような栄養に関わる社会情勢から，日本人の食事摂取基準（2020 年版）については，栄養に関連した身体・代謝機能の低下回避の観点から，健康の保持・増進，生活習慣病の発症予防および重症化予防に加え，高齢者の低栄養予防やフレイル予防も視野に入れて策定が行われることとなった．また，関連する各種疾患ガイドラインとも調和を図っていくこととされた（**図2-1**）．さらに，科学的根拠に基づく策定を行うことを基本とし，現時点で根拠は不十分だが重要な課題については，今後，実践や研究を推進していくことで根拠の集積を図る必要があることから，研究課題の整理も行うこととされた．

❷対象

食事摂取基準の対象は，健康な個人および健康な者を中心として構成されている集団である．生活習慣病等に関する危険因子や高齢者ではフレイルに関する危険因子を有していても，歩行や家事などの身体活動が行えるような，おおむね自立した日常生活を営むことができる者であれば食事摂取基準の対象となる．高血圧，脂質異常症，高血糖，腎機能低下といった生活習慣病においては，保健指導レベルにある者も対象である．なお，フレイルについては，食事摂取基準では日本老年医学会の見解を参考に，健常状態と要介護状態の中間的な段階であるという考え方を採用しており，いわゆる要支援レベルまでを対象としている．また，**体格（BMI）** が標準より著しく外れている者は基本的には対象外となり，参考として用いる場合には注意が必要である．

疾患を有していたり，疾患に関する高いリスクを有している個人および集団に対して治療を目的とする場合は，その疾患に関連する治療ガイドライン

などの栄養管理指針を優先したうえで，食事摂取基準の基本的な考え方に則り，用いることが勧められる．

❸策定するエネルギーおよび栄養素

食事摂取基準で策定するエネルギーや栄養素は，健康増進法（平成14年，法律第103号）第16条の2において**表2-2**のように定められている．さらに，栄養素の種類においては健康増進法施行規則（平成15年厚生労働省令第86号）第11条で詳細が示されている（表2-2）．

併せて，国民の健康の保持・増進を図るうえで重要な栄養素であり，かつ十分な科学的根拠に基づき，望ましい摂取量の基準を策定できるものがあるかについて，諸外国の食事摂取基準において策定されている栄養素等を参考に検討された．

❹指標の目的と種類（エネルギーおよび栄養素の指標）

エネルギーについては，エネルギー摂取の過不足の回避を目的とする指標が設定された．すなわち，健康の保持・増進，生活習慣病予防の観点からみた望ましいエネルギー収支（エネルギー摂取量−エネルギー消費量）を維持するためのエネルギー摂取量といえる．

栄養素については3つの目的に沿った指標が設定されている．①摂取不足による健康障害を防ぐため（推定平均必要量，推奨量，目安量），②過剰摂取による健康障害を防ぐため（耐容上限量），③生活習慣病の発症を予防するため（目標量），である．

❺年齢区分

エネルギーや各栄養素の必要量は，性別や年齢，身体活動量によって異なる．そこで，性，年齢，身体活動レベルの点から個人や集団を分けてそれぞれの場合について栄養素の各指標に対する量が示されている．年齢は1歳ご

表2-2 ● 食事摂取基準で策定するエネルギー・栄養素の法的根拠

健康増進法　第16条の2
a）国民がその健康の保持増進を図る上で摂取することが望ましい熱量に関する事項 b）国民がその健康の保持増進を図る上で摂取することが望ましい次に掲げる栄養素の量に関する事項 　　b-1）国民の栄養摂取の状況からみてその欠乏が国民の健康の保持増進を妨げているものとして厚生労働省令で定める栄養素 　　b-2）国民の栄養摂取の状況からみてその過剰な摂取が国民の健康の保持増進を妨げているものとして厚生労働省令で定める栄養素

健康増進法施行規則　第11条
●健康の保持増進のうえで欠乏を避けるべき栄養素（b-1） たんぱく質，n-6系脂肪酸およびn-3系脂肪酸，炭水化物および食物繊維，ビタミンA，ビタミンD，ビタミンE，ビタミンK，ビタミンB₁，ビタミンB₂，ナイアシン，ビタミンB₆，ビタミンB₁₂，葉酸，パントテン酸，ビオチン，ビタミンC，カリウム，カルシウム，マグネシウム，リン，鉄，亜鉛，銅，マンガン，ヨウ素，セレン，クロム，モリブデン ●過剰を避けるべき栄養素（b-2） 脂質，飽和脂肪酸およびコレステロール，糖類（単糖類または二糖類であって，糖アルコールでないものに限る），ナトリウム

表 2-3 ● 年齢区分

年齢等	
0〜5（月）※	12〜14（歳）
6〜11（月）※	15〜17（歳）
1〜2（歳）	18〜29（歳）
3〜5（歳）	30〜49（歳）
6〜7（歳）	50〜64（歳）
8〜9（歳）	65〜74（歳）
10〜11（歳）	75以上（歳）

※エネルギーおよびたんぱく質については，「0〜5か月」「6〜8か月」「9〜11か月」の三つの区分で表した.
〔厚生労働省：日本人の食事摂取基準（2020年版）より〕

とではなく，年齢階級が使用されている.

　日本人の食事摂取基準（2020年版）では1歳未満を乳児，1〜17歳を小児とし，18歳以上を成人としている．乳児については，「出生後6か月未満（0〜5か月）」と「6か月以上1歳未満（6〜11か月）」の2つの区分を基本とし，特に成長に合わせて詳細な年齢区分設定が必要と考えられる場合には6か月以上をさらに分け，「6か月以上9か月未満（6〜8か月）」「9か月以上1歳未満（9〜11か月）」の3つの区分とされている（**表 2-3**）.

　小児のうち学童期以降の年齢区分は，小学校低学年・中学年・高学年に区分され，さらに中学生，高校生に分類されている.

　また，高齢者の低栄養予防やフレイル予防を踏まえ，政策的視点から50歳以上の年齢区分が細分化された．高齢者の年齢区分は，行政的な年齢区分との整合性および高齢者人口を加味し，前期高齢者である65〜74歳，後期高齢者である75歳以上の2つに区分された.

　高齢者のうち特に75歳以上に設定された基準をサポートするエビデンスは少なく，食事摂取基準の数値を利用する際には注意が必要である．また，高齢者は個人差が大きいことにも注意が必要である.

2）日本人の食事摂取基準（2020年版）の基本的事項

❶指標の概要

　エネルギーの摂取量および消費量のバランスの維持を示す指標として，体格（BMI）が策定されている.

　栄養素の食事摂取基準は，栄養素の摂取不足からの回避を目的とする指標として推定平均必要量，推奨量，目安量が策定されており，過剰摂取による健康障害からの回避を目的として耐容上限量，生活習慣病の予防を目的とする指標として目標量が策定されている〔**表 2-4**，図 2-3（p54）〕.

　エネルギーおよび指標の詳細については，本章「3．食事摂取基準の各指標の目的と定義」「4．エネルギー摂取基準策定の科学的根拠」を参照のこと.

表 2-4 ● 栄養素の概念と特徴

指　標	推定平均必要量 推奨量 〔目安量〕	耐容上限量	目標量
値の算定根拠となる主な研究方法	実験研究，疫学研究（介入研究を含む）	症例報告	疫学研究（介入研究を含む）
対象とする健康障害における特定の栄養素の重要度	重要	重要	他に関連する環境要因がたくさんあるため一定ではない
健康障害が生じるまでの典型的な摂取期間	数か月間	数か月間	数年～数十年間
算定された値を考慮する必要性	可能な限り考慮する（回避したい程度によって異なる）	必ず考慮する	関連するさまざまな要因を検討して考慮する

〔厚生労働省：日本人の食事摂取基準（2020 年版）より改変〕

❷レビューの方法

　従来の食事摂取基準と同様に，可能な限り科学的根拠に基づいた策定を行うことを基本としている．**系統的レビュー**の手法を用いて，国内外の学術論文および入手可能な学術資料を最大限に活用することが方針である．2015 年版の策定までに用いられた論文や資料についても必要に応じて再検討が行われている．

　日本人の食事摂取基準（2020 年版）においては，系統的レビューに係る国際指針等も踏まえ，レビュー方法および記載の標準化・透明化を図るために，目標量を設定している栄養素に限って**エビデンスレベル**を付すこととされた．しかしながら，食事摂取基準の策定では摂取量の数値の算定を目的とするため，求められるレビューの方法は，定性的な予防および治療方針の策定を目的とする各疾患ガイドラインなどで求められるレビューの方法とは異なる．すなわち，各疾患ガイドラインで用いられているエビデンスレベルの分類を食事摂取基準にそのまま適用することが難しい．そこで，食事摂取基準における数値の設定方法を踏まえ，目標量のエビデンスレベルが**表 2-5**のように整理された．たんぱく質，飽和脂肪酸，食物繊維，ナトリウム（食塩摂取量），カリウムの目標量は，介入研究やコホート研究の**メタ・アナリシス**，ならびにその他の介入研究やコホート研究の結果に基づくものであり，脂質や炭水化物の目標量よりも生活習慣病発症予防の観点から信頼度が高いことが分かる．

❸参照体位

　日本人の食事摂取基準（2020 年版）では，参照体位として，参照身長と参照体重が性および年齢区分に応じて示されている．参照体位は，日本人の平均的な体位をもった者として定義され，その性・年齢階級の者を代表する体位を意味するものであり，めざすべき理想の体位ではないことに留意が必要である．参照体位は，健全な発育および健康の保持・増進，生活習慣病の予防を考えるうえでの参照値として提示されていることから，食事摂取基準

表 2-5 ● 目標量の算定に付したエビデンスレベル [1, 2]

エビデンスレベル	数値の算定に用いられた根拠	栄養素
D1	介入研究またはコホート研究のメタ・アナリシス，ならびにその他の介入研究またはコホート研究に基づく．	たんぱく質，飽和脂肪酸，食物繊維，ナトリウム（食塩相当量），カリウム
D2	複数の介入研究またはコホート研究に基づく．	—
D3	日本人の摂取量等分布に関する観察研究（記述疫学研究）に基づく．	脂質
D4	他の国・団体の食事摂取基準またはそれに類似する基準に基づく	—
D5	その他	炭水化物 [3]

[1] 複数のエビデンスレベルが該当する場合は上位のレベルとする．
[2] 目標量は食事摂取基準として十分な科学的根拠がある栄養素について策定するものであり，エビデンスレベルはあくまでも参考情報である点に留意すべきである．
[3] 炭水化物の目標量は，総エネルギー摂取量（100%エネルギー）のうち，たんぱく質および脂質が占めるべき割合を差し引いた値である．

〔厚生労働省：日本人の食事摂取基準（2020年版）より〕

で示される摂取量は，すべて性，年齢区分における参照体位を想定した値となっている．参照体位と大きく異なる体位をもつ個人または集団に用いる場合には注意が必要である．

乳児・小児の参照体位は，日本小児内分泌学会・日本成長学会合同標準値委員会による小児の体格評価に用いる身長，体重の標準値をもとに，年齢区分に応じて，当該月齢および年齢区分の中央時点における中央値を用いている（p48 コラム参照）．また，成人・高齢者（18歳以上）は，平成28年国民健康・栄養調査における当該の性・年齢区分における身長・体重の中央値としている．

なお，現況において，男性では肥満の者の割合が約3割，女性では20〜30歳代でやせの者の割合が2割程度見られる．また，高齢者においては，身長，体重の測定上の課題を有しており，今後，こうした点を踏まえ，望ましい体位についての検証が必要である．

❹策定した食事摂取基準（一覧表）

1歳以上について基準を策定した栄養素と指標は巻末資料（基準を策定した栄養素と指標）のとおりである．各栄養素の基準に関する策定根拠や参考情報が表および脚注に記載されている．フレイル予防，生活習慣病の重症化予防のための基準値は，目標量の定義と異なるため脚注に記載されている．また，推定平均必要量の根拠となる「不足」の定義も記載されており，各栄養素の推定平均必要量や推奨量をどの程度厳密に管理するべきかを検討するための補助となる．

3）策定の留意事項

❶ライフステージ別の留意点

妊娠期および授乳期は，母親本人だけでなく，子どもの最初の栄養状態を

形づくるものとしても重要である．そのため，胎内での栄養状態や母乳からの各種栄養素の摂取も含めた栄養状態について，特段の配慮を行う必要がある．

乳児期および小児期の特徴は常に発育（成長・発達）していることである．各発育段階に応じた配慮が必要である．

高齢者は，健康寿命の延伸や介護予防の視点から，過栄養はもちろん低栄養の問題の重要性が高まっており，低栄養ときわめて関連が強いフレイル[注]（frailty）や，加齢に伴う筋力または筋肉量の減少〔サルコペニア[注]（sarcopenia)〕も注目されている．

本項では日本人の食事摂取基準（2020 年版）におけるライフステージ別の留意点を述べる．

a) 妊婦

妊娠期の区分

日本人の食事摂取基準（2020 年版）では，2018 年発行の「産科婦人科用語集・用語解説集」（改訂第 4 版）をもとに，妊娠期を

・妊娠初期：〜13 週 6 日
・妊娠中期：14 週 0 日〜27 週 6 日
・妊娠後期：28 週 0 日〜

の 3 区分としている．胎児の成長に伴う蓄積量を考える場合には，妊娠期間の代表値を 280 日とし，1 日あたり量として表すこととされた．

推定エネルギー必要量

妊婦の推定エネルギー必要量には，妊娠期別に付加量が示されている．これは，妊娠中に適切な栄養状態を維持し，正常な分娩をするために，妊娠前と比べて余分に摂取すべきと考えられるエネルギー量である．

推定平均必要量・推奨量

妊婦の推定平均必要量および推奨量については，付加量が示されている．妊娠していない時の食事摂取基準を踏まえたうえで，胎児発育に伴う蓄積量と妊婦の体蓄積量が考慮された．

妊婦における付加量の設定に当たっての留意点を**表 2-6** に示す．

目安量

妊婦の目安量については，胎児の発育に問題ないと想定される日本人妊婦の摂取量の中央値が用いられた．中央値が明らかでない場合には，妊娠していない時の値が目安量とされている．

目標量

妊婦の目標量は，妊娠していない女性と同じ基準とされた．

耐容上限量

妊婦の耐容上限量については算定されていない栄養素が多い．これは研究・報告が乏しいことが理由である．したがって，妊婦が多量に摂取しても健康障害が生じないという意味ではないことに注意する．基本的に，当該年齢の妊娠していない女性の耐容上限量を参考にできるが，この数値は妊婦における胎児への影響は考慮されていないため，より慎重に考えるべきである．

フレイル

英語の「frailty（フレイルティ）」が語源となっており，日本語に訳すと，「虚弱」や「老衰」「脆弱」などを意味する．

サルコペニア

ギリシャ語で筋肉を表す「sarx（sarco：サルコ）」と，喪失を表す「penia（ペニア）」を合わせた造語である．

表 2-6 ● 妊婦における付加量の設定の留意点

栄養素	留意点
たんぱく質	妊娠中の体たんぱく質蓄積量を体カリウム増加量より間接的に算定
ビタミン A	妊娠後期のみ．胎児への移行蓄積量を付加
ビタミン B_1・B_2	エネルギー要求量に応じて増加するという代謝特性から算定
ビタミン B_6	胎盤や胎児に必要な体たんぱく質の蓄積を考慮
ビタミン B_{12}	胎児の肝臓中の蓄積量および吸収率を考慮
葉 酸	赤血球中の葉酸レベルを適正量に維持できたという報告の値をもとに算定
ビタミン C	新生児の壊血病[注]を防ぐといわれている値の報告を参考
マグネシウム	妊婦に対する出納試験の結果などをもとに算定
鉄	胎児の成長に伴う鉄貯蔵，臍帯・胎盤中への鉄貯蔵，循環血液量の増加に伴う赤血球の増加による鉄需要の増加から妊娠各期の必要量の合計値を求め，吸収率を加味した
亜 鉛	妊娠期間中の蓄積量の平均に，妊娠していない女性の吸収率を加味した
銅	胎児の銅保有量と妊娠していない女性の銅の吸収率をもとに算定
ヨウ素	新生児の甲状腺内ヨウ素量とその代謝回転を加味した
セレン	胎児と胎盤に必要な量と妊娠中に生じる血液体積の増加に伴い必要となる量をもとに，食事中の吸収率を考慮

〔厚生労働省：日本人の食事摂取基準（2020 年版）をもとに作成〕

壊血病

ビタミン C が欠乏して起こる病気．歯肉からの出血，全身倦怠感，衰弱などの症状がある．乳児ではメレル・バロウ病とも呼ばれ，骨形成障害が現れる．

b) 授乳婦

推定エネルギー必要量

　授乳婦の推定エネルギー必要量は，妊婦と同様に付加量として示されている．正常な妊娠・分娩を経た授乳婦が，授乳期間中に妊娠前と比べて余分に摂取すべきと考えられるエネルギー量となっている．

推定平均必要量・推奨量

　授乳婦の推定平均必要量および推奨量が設定されている栄養素については，母乳含有量をもとに付加量が設定された．

目安量

　目安量については，妊婦と同様の考え方である．授乳していない時と同じ根拠で目安量が設定できる場合には，日本人授乳婦の摂取量の中央値をもとに設定された．同じ根拠で設定できない場合には，原則として授乳していない時の値が用いられた．

COLUMN

妊娠期の適正体重増加量

　母体の妊娠中の体重増加量および妊娠前の肥満度と児の出生時体重や妊娠合併症などとの関連は，数多くの研究で報告され，それらの結果に基づき，いくつかのガイドラインが定められている．わが国では，1997 年に日本産婦人科学会周産期委員会，2011 年に日本肥満学会「肥満症診断基準 2011」がそれぞれ妊娠期の適正体重増加量に関する推奨量を定めている．厚生労働省では 2006 年に「健やか親子 21」において，妊娠前の体格〔BMI（kg/m^2）〕が 18.5 未満，18.5 以上 25.0 未満，25.0 以上に対して，それぞれ 9～12 kg，7～12 kg，個別対応という体重増加の推奨値を示している．

目標量

目標量は，授乳していない女性と同じ基準とされた．

耐容上限量

耐容上限量については，妊婦と同様の考え方である．基本的には授乳していない同年代の女性の耐容上限量を参考にできるが，数値は慎重に取り扱う．

c）乳児・小児

乳児の食事摂取基準

乳児の食事摂取基準では，母乳中の栄養素濃度と健康な乳児の哺乳量の積から目安量が設定されている．これは，「健康な乳児が摂取する母乳の質と量は乳児の栄養状態にとって望ましいものである」という考えによるものである．

・生後 6 か月未満の乳児

栄養は，すべて乳汁（母乳または人工乳）によるものである．この期間を通じた哺乳量の平均値の 0.78 L／日が用いられた．

・生後 6 か月以降の乳児

乳汁の摂取量が徐々に減り，離乳食の摂取量が増えてくる時期である．6〜8 か月，9〜11 か月（または 6〜11 か月）の月齢区分で，主要な栄養素と一部のミネラルについては母乳および離乳食の摂取量データが検討された．摂取量データから算出できない栄養素は，0〜5 か月児および（または）1〜2 歳の小児の値から外挿して求められている．離乳食開始後の哺乳量は，6〜8 か月が 0.60 L／日，9〜11 か月が 0.45 L／日とされ，6〜11 か月を一区分とした場合は 0.53 L／日とされた．

・母乳栄養と人工栄養

栄養素ごとの食事摂取基準では，適当と考えられる母乳中の濃度が算定の根拠とされている．一方，乳児は乳児用調整粉乳[注]，特殊ミルク・治療ミルク[注]からも栄養素を摂取するが，健康な乳児では，乳児用調整粉乳での栄養

乳児用調製粉乳

生乳や牛乳など，またこれらを原料として製造した商品を加工し，または主要原料とし，これに乳幼児に必要な栄養素を加えて粉末状にした製品．特別用途食品の一つである．

特殊ミルク・治療ミルク

栄養成分を調整した医療用のミルクである．先天性代謝異常症や，特定の疾患を抱える患児の治療に使用されている．

COLUMN

乳児期・小児期の参照体位

日本小児内分泌学会・日本成長学会合同標準値委員会では，10 年ごとに厚生労働省が行っている乳幼児身体発育調査および文部科学省が毎年行っている学校保健統計調査のデータを検討した結果をもとに，小児の体格評価に関する基本的な考え方をまとめ，公表している（**下表**）．

食事摂取基準では，0〜17 歳については，この委員会による小児の体格評価に用いる身長，体重の標準値を参照体位としている．

本委員会では以下の 4 条件をなるべく満たすような年度の身長及び体重計測値を標準値とすることが最も妥当であると考えた．

日本人小児において

①小児全般にわたる男女別，年齢別身体計測値を入手できる年度であること

②成人身長の secular trend が終了した以降の年度であること

③成熟の secular trend が終了した以降の年度であること

④肥満増加傾向が明らかとなる以前の年度であること

これら 4 点をすべて満たす年度はないことが判明したことから，①を必要条件とし，④よりも②及び③を重視し，2000 年度データを基に算出した基準値を標準値として用いることにした．

表 2-7 ● 乳児・小児における食事摂取基準設定の留意点

	栄養素	留意点
乳児	たんぱく質	（目安量）必要量は，窒素出納法で決められない．健康な乳児が摂取する母乳，人工乳などに含有されているたんぱく質量，離乳食から摂取するたんぱく質量から目安量を算定
	ビタミンD	（目安量）母乳栄養児でのビタミンD不足によるくる病防止の観点から設定
	ビタミンK	（目安量）新生児メレナや突発性乳児ビタミンK欠乏症（頭蓋内出血）の予防のために臨床領域でビタミンK経口投与が行われていることを前提として設定
小児	たんぱく質	（推定平均必要量）たんぱく質維持必要量と成長に伴い蓄積されるたんぱく質蓄積量から要因加算法によって算定
	飽和脂肪酸	（目標量）成人と同様に現在の日本人の摂取量を測定し，その中央値をもとに算定．1〜2歳は信頼度の高い報告が少ないため，設定されていない
	食物繊維	（目標量）3〜17歳に限り，成人と同じ方法で算出
	カルシウム	（推奨量）特に思春期（12〜14歳）はカルシウム蓄積量が生涯でもっとも増加する時期のため，推奨量は他の年代に比べてもっとも多い．しかし，カルシウムの摂取量の平均値は推奨量より少ない．骨成長や骨折等への影響を要検討
	鉄	（推定平均必要量）小・中学生では推定平均必要量を満たさない者の割合が高い．鉄欠乏生貧血などへの健康影響について要検討

〔厚生労働省：日本人の食事摂取基準（2020年版）をもとに作成〕

素の欠乏・過剰は報告されていない．また，母乳栄養児と人工栄養児では6か月までの体重と身長の増加に有意差はないと考えられている．

しかし，特に離乳食開始前の月齢で乳児用調製粉乳のみを摂取している場合には，食事摂取基準の目安量に満たないと推定される栄養素（ヨウ素，マンガン）およびカルニチン〔日本人の食事摂取基準（2020年版）では未策定〕，が存在する．また，特殊ミルク・治療ミルクを使用している乳幼児では，ビオチン，カルニチン，セレンの欠乏症が報告されていたが，現在ビオチン，セレンは一部のミルクを除いて添加が進められている．

小児の食事摂取基準

小児におけるエネルギー摂取量の過不足のアセスメントは，該当する性・年齢階級の日本人の身長・体重の成長曲線が用いられた．各栄養素の食事摂取基準は，十分な研究や報告が存在しない場合，成人の値から外挿して求められた．耐容上限量は，研究が乏しいため算定されていないものが多いが，妊婦や授乳と同様に，多量に摂取しても健康障害が生じないということではない．なお，日本人の食事摂取基準（2020年版）では，食物繊維やカリウムの目標量などが新たに設定された．

乳児・小児における食事摂取基準の設定に当たっての留意点を**表2-7**に示す．

d）高齢者

日本人の食事摂取基準（2020年版）では，わが国におけるさらなる高齢化の進展などを踏まえ，高齢者の低栄養予防やフレイル予防を考慮して策定された．

食事摂取基準の対象となる高齢者には，健康な個人と集団に加え，生活習

表 2-8 ● 高齢者における食事摂取基準設定の留意点

栄養素	留意点
たんぱく質	（推定平均必要量）他の年齢区分と同様に，男女とも同一のたんぱく質維持必要量（0.66 g/kg 体重 / 日）を用いて算定 （推奨量）比較的短期間の介入試験によって測定された値に基づくため，長期間の健康維持を保証するものではない （目標量）下限は推奨量以上で設定されている．身長・体重が参照体位に比べて小さい者や，特に 75 歳以上の加齢に伴い身体活動量が大きく低下した者では，下限が推奨量を下回ることもある．この場合でも，たんぱく質の栄養素としての重要性から，下限は推奨量以上が望ましい
ビタミン D	科学的根拠の不足により，目標量の設定は見送られた．フレイル予防については表の脚注部分に，日常生活において可能な範囲内での適度な日照を心がけること，摂取は日照時間を考慮に入れることが重要である旨を記載
カリウム	ナトリウム過剰摂取による血圧上昇などの作用に拮抗して，血圧低下効果が証明されている．「高血圧治療ガイドライン 2019」では，野菜・果物の積極的摂取を推奨しているが，特に高齢者では，腎機能障害や糖尿病に伴う高カリウム血症に注意する必要がある
その他	認知症の発症・重症化予防に対する栄養素の関連は結論に至っていない

〔厚生労働省：日本人の食事摂取基準（2020 年版）をもとに作成〕

慣病やフレイルに関する危険因子を有していても，おおむね自立した日常生活を営んでいる者，そしてこのような者を中心として構成されている集団も含まれる．

　高齢者となる年齢は 65 歳以上で，「65〜74 歳」「75 歳以上」の 2 つの年齢区分が設けられた．ただし，各年齢区分の科学的根拠が必ずしも十分ではない栄養素等もあることに留意する．また，高齢者では咀嚼能力の低下，消化・吸収率の低下，運動量の低下に伴う摂取量の低下などが存在し，これらは個人差が大きい．多くの者が何らかの疾患を有していることも特徴であるため，年齢とともに個人の特徴に十分に注意を払うことが必要であるとされている．

高齢者の食事摂取基準策定に当たっての留意点

　65 歳以上の高齢者のエネルギー必要量は，フレイル予防と生活習慣病の予防の両方に配慮する必要があるため，当面目標とする BMI の範囲は 21.5〜24.9 kg/m² とされた．ただし，75 歳以上の基礎代謝測定値のデータはまだ十分に揃っておらず，今後もさらに収集が必要と言及されている．また，高齢者の筋力・体組成や身体活動レベルがエネルギー摂取量を介して各栄養素の充足およびフレイルの進展に及ぼす影響や，消化不良がエネルギー出納に及ぼす影響についても，今後の検討課題とされた．

　高齢者における食事摂取基準の設定に当たっての留意点を**表 2-8** に示す．

❷摂取源

神経管閉鎖障害
脳や脊髄などの中枢神経系のもととなる神経管が作られる妊娠 4〜5 週ごろに起こる先天異常であり，主に二分脊椎や無脳症が起きる．

　日本人の食事摂取基準（2020 年版）では，耐容上限量について，いわゆる健康食品やサプリメント（食事摂取基準では「通常の食品以外の食品」と表記）由来のエネルギーと栄養素を含む．

　耐容上限量以外の指標については，食事として経口摂取される通常の食品に含まれるエネルギーと栄養素を対象とするが，例外として葉酸がある．胎児の神経管閉鎖障害[注]のリスク低減のために，妊娠を計画している女性，妊

娠の可能性がある女性および妊娠初期の女性に付加する葉酸に限り，「通常の食品以外の食品に含まれる葉酸（狭義の葉酸）を 400 μg/ 日摂取することが望まれる」と設定されている．通常の食品からの摂取だけでは，必要量をとることが困難なことによる．

❸摂取期間

　日本人の食事摂取基準（2020 年版）は習慣的な摂取量の基準を与えるものであり，単位は「1 日あたり」で表現されている．1 日〜数日間のような短期間の食事の基準が示されたものではない．これは，栄養素摂取量は日間変動が大きいことに加え，健康障害はエネルギーおよび栄養素の習慣的な摂取量の過不足によって発生するためである．

　栄養素摂取の不足や過剰に伴う健康障害を招くまでに要する期間は，栄養素や健康障害の種類によって大きく異なる．一方，栄養素等の摂取特性，すなわち日間変動の点からも習慣的な摂取の期間を具体的に示すのは困難である．ある程度の測定誤差などを踏まえ，日間変動が非常に大きい栄養素を除けば，習慣的な摂取を把握するために要する期間はおおむね 1 か月程度と考えられている．

3. 食事摂取基準の各指標の目的と定義

1）エネルギー摂取の過不足を防ぐことを目的とした指標

　日本人の食事摂取基準（2015 年版）から，エネルギー摂取量の過不足の回避を目的とする指標として体格指数（BMI：body mass index）が用いられた．2020 年版でも引き続き BMI が用いられている．この理由は，成人の場合には，エネルギー摂取量とエネルギー消費量の差（収支バランス）が体重の変化に現れてくるからである．図 2-2 はこのことを分かりやすく示したものである（詳細は次項「4．エネルギー摂取基準策定の科学的根拠」参照）．

　肥満ややせの場合には，体重の変化がなくなるエネルギー出納がゼロの状態では望ましくない．すなわち，適切な水面の高さを維持することが求められる．そこで，目標とする BMI の範囲が設定されている（表 2-9）．

2）栄養素の摂取不足からの回避を目的とした指標

　栄養素の摂取不足，欠乏の回避を目的とした指標として，以下の 3 つが策定されている．このなかでもっとも基本的な指標は推定平均必要量と考えることができる．この指標は，基本的にはヒトを対象とした試験により数値が求められる．推定平均必要量をもとに推奨量が算出される．推定平均必要量，推奨量が求められない場合には目安量が設定される．

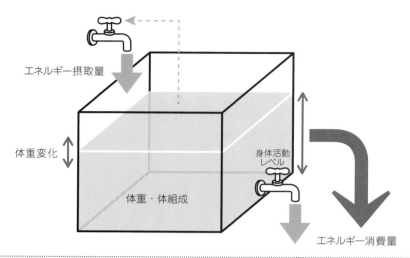

図 2-2 ● エネルギー出納（収支）バランスの基本概念

体重とエネルギー出納（収支）の関係は，水槽に水が貯まったモデルで理解される．エネルギー摂取量とエネルギー消費量が等しい時，体重の変化はなく，体格（BMI）は一定に保たれる．エネルギー摂取量がエネルギー消費量を上回ると体重は増加し，肥満につながる．エネルギー消費量がエネルギー摂取量を上回ると体重が減少し，やせにつながる．しかし，長期的には，体重変化によりエネルギー消費量やエネルギー摂取量が変化し，エネルギー出納（収支）はゼロとなり，体重が安定する．肥満者もやせの者も体重に変化がなければ，エネルギー摂取量とエネルギー消費量は等しい．

〔厚生労働省：日本人の食事摂取基準（2020 年版）より一部改変〕

表 2-9 ● 目標とする BMI の範囲（18 歳以上）[1, 2]

年齢（歳）	目標とする BMI（kg/m^2）
18～49	18.5～24.9
50～64	20.0～24.9
65～74 [3]	21.5～24.9
75 以上 [3]	21.5～24.9

[1] 男女共通．あくまでも参考として使用すべきである．
[2] 観察疫学研究において報告された総死亡率がもっとも低かった BMI をもとに，疾患別の発症率と BMI の関連，死因と BMI との関連，喫煙や疾患の合併による BMI や死亡リスクへの影響，日本人の BMI の実態に配慮し，総合的に判断し目標とする範囲を設定．
[3] 高齢者では，フレイルの予防および生活習慣病の発症予防の両者に配慮する必要があることも踏まえ，当面目標とする BMI の範囲を 21.5～24.9 kg/m^2 とした．

〔厚生労働省：日本人の食事摂取基準（2020 年版）より〕

❶推定平均必要量
（EAR：estimated average requirement）

推定平均必要量とは，ある対象集団（たとえば 20～22 歳の女子大学生）で，ある栄養素の必要量を求める試験を行い，測定されたその必要量の分布に基づき，母集団（たとえば 18～29 歳の女性）における必要量の平均値の推定値を示すものである．すなわち，「当該集団に属する 50％の者が必要量を満たす（同時に 50％の者が必要量を満たさない）と推定される摂取量」と定義されている．個人では，不足の確率が 50％と推定される摂取量である．なお，必要量の 50％しか摂取できていないということではないので注意が必要である．

❷推奨量（RDA：recommended dietary allowance）

　推奨量とは，「ある対象集団において測定された必要量の分布に基づき，母集団に属するほとんどの者（97〜98%）が充足している量」と定義されている．個人の場合には不足の確率はほとんどないと推定される摂取量となる．推定平均必要量が求められた栄養素に対して設定され，推定平均必要量から算出される．

　理論的には，

　　推定必要量の平均値＋2×推定必要量の標準偏差

として算出されるが，実際には推定必要量の標準偏差が実験から正確に求められることはほとんどない．そのため，多くの場合は下記で算出する推定値が用いられる．

　　推奨量＝推定平均必要量×（1＋2×変動係数）

　　　　　＝推定平均必要量×推奨量算定係数

　推奨量算定係数は，1.2（ビタミン B_1，カルシウムなど），1.25（たんぱく質），1.3（モリブデン），1.4〔ビタミン A，鉄（6か月〜5歳），ヨウ素〕の4つの値が用いられている．

❸目安量（AI：adequate intake）

　目安量は，十分な科学的根拠が得られず推定平均必要量および推奨量が算定できない場合に，その代わりの指標として用いられる．「特定の集団における，ある一定の栄養状態を維持するのに十分な量」と定義されている．実際には，特定の集団において不足状態を示す者がほとんど観察されない量と考えられる．個人の場合には不足の確率はほとんどないと推定される摂取量となる．

　基本的には，健康な多数の者を対象として，栄養素摂取量を観察した疫学的研究によって得られる．国民健康・栄養調査の結果が用いられることが多い．

❹各指標と健康障害の関係

　日本人の食事摂取基準（2020年版）では，各指標を理解するための概念図が示されている（**図2-3**）．この図は習慣的な摂取量と，健康障害が生じる確率の関係を概念的に表している．集団では，摂取不足を生じる者の割合または過剰摂取によって健康障害を生じる者の割合を表す．まとめると以下のとおりである．

　【個人】左の縦軸…摂取不足によって健康障害が生じる確率
　　　　　右の縦軸…過剰摂取によって健康障害が生じる確率
　【集団】左の縦軸…摂取不足によって健康障害を生じる者の割合
　　　　　右の縦軸…過剰摂取によって健康障害を生じる者の割合
　図2-3の左側には，推定平均必要量，推奨量，目安量の3つの指標の関係が示されている．推定平均必要量では不足の確率が0.5（50%）あり，推奨量では0.02〜0.03（中間値として0.025）（2〜3%または2.5%）あることが分

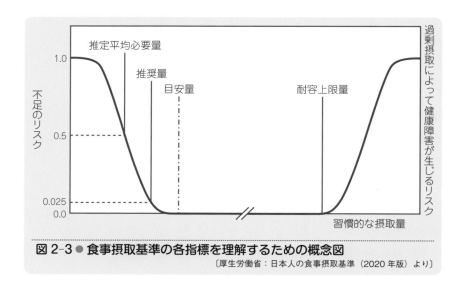

図 2-3 ● 食事摂取基準の各指標を理解するための概念図

〔厚生労働省：日本人の食事摂取基準（2020 年版）より〕

かる．目安量については，推定平均必要量および推奨量と一定の関係はない．

3）過剰摂取による健康障害からの回避を目的とした指標

❶耐容上限量（UL：tolerable upper intake level）

　耐容上限量とは，「健康障害をもたらすリスクがないとみなされる習慣的な摂取量の上限」と定義されている．習慣的に耐容上限量を超えて摂取すると，過剰摂取によって生じる潜在的な健康障害のリスクが高まると考えられる値である．

　理論的に，耐容上限量は**健康障害非発現量**[注]（no observed adverse effect level；**NOAEL**）と**最低健康障害発現量**[注]（lowest observed adverse effect level；**LOAEL**）の間に存在する．しかし，NOAEL や LOAEL についての報告は少ないことなどから，得られた数値の不確実性と安全の確保に配慮して，耐容上限量は NOAEL または LOAEL を**不確実性因子**（uncertain factor；**UF**，p82 参照）で除した値とされている．

　図 2-3 を見ると，推奨量と耐容上限量との間の摂取量では，不足，過剰により健康障害が生じるリスクはともにゼロに近いことが分かる．

　一方，耐容上限量を超えて摂取した場合には，過剰摂取による健康障害が発生するリスクがゼロより大きくなる．通常の食品を摂取している限り，耐容上限量を超えることはほとんどありえないが，サプリメントや強化食品などを摂取する際には注意が必要である．また，耐容上限量の算定は理論的にも実験的にもきわめて難しく，科学的根拠が十分とはいえない．そのため，「これを超えて摂取してはならない量」というよりも，むしろ「できるだけ接近することを回避する量」と理解するべきであるとされている．

健康障害非発現量

健康障害が発現しないことが知られている習慣的な摂取量の最大値．

最低健康障害発現量

健康障害が発現したことが知られている習慣的な摂取量の最小値．

4) 生活習慣病の予防を目的とした指標

❶目標量 (DG：tentative dietary goal for preventing life-style related diseases)

　日本人の食事摂取基準（2020年版）では，生活習慣病として高血圧症，脂質異常症，糖尿病，慢性腎臓病の4つが取り上げられている．これらはエネルギーや栄養素の摂取と関連が認められるためである．

　目標量は，「生活習慣病の発症予防を目的として，特定の集団において，その疾患のリスクや，その代理指標となる生体指標の値が低くなると考えられる栄養状態が達成できる量」と定義され，現在の日本人が当面の目標とすべき摂取量として設定された．疫学研究によって得られた知見を中心に，実験栄養学的な研究による知見を加味して策定されている．しかしながら，生活習慣病の原因は多数あり，食事はその一部である．したがって，目標量を守ることだけでは，生活習慣病の発症予防には効果的といえない．

　たとえば，高血圧の危険因子の一つとしてナトリウム（食塩）の過剰摂取があるため，ナトリウムの目標量が算定されている．しかし，高血圧はナトリウムの過剰摂取だけで発症するものではなく，肥満や運動不足などの生活習慣や，アルコールの過剰摂取，カリウムの摂取不足も関連する．したがって，ナトリウムの目標量は，対象者や対象集団の生活習慣，他の栄養素の摂取状況などを十分に考慮して扱う．

　また，栄養素の摂取不足や過剰摂取による健康障害に比べると，生活習慣病は非常に長い年月の生活習慣・食習慣の結果として発症する．したがって，短期間に強く管理するのではなく，生涯にわたるような長期間を見据えた管理が重要となる．

❷重症化予防のための値

　生活習慣病の発症予防だけではなく，重症化予防に特化した値が食塩相当量とコレステロールについて策定されている（具体的な数値などはp68，73を参照）．発症予防のための目標量と合わせて，適切に活用することが望まれる．

5) フレイルの予防を目的とした指標

　日本人の食事摂取基準（2020年版）では，フレイルの予防を目的とした指標の策定が試みられたが，十分な根拠がなく策定されなかった．しかし，いくつかの栄養素については，フレイルに関する記載がある．たとえば，たんぱく質に関しては，いくつかの研究が紹介されているが，「研究数，研究の質ともにまだ十分でなく，フレイルを改善させるためのたんぱく質摂取量に関して結論を出すことはできない」と記載されている．

4. エネルギー摂取基準策定の 科学的根拠

1) エネルギー必要量の考え方

❶エネルギー必要量の基本概念

　エネルギー必要量は,「ある身長・体重と体組成の個人が, 長期間に良好な健康状態を維持する身体活動レベルの時, エネルギー消費量との均衡が取れるエネルギー摂取量」, 比較的短期間の場合には,「その時の体重を保つ(増加も減少もしない)ために適当なエネルギー」と定義される. また, <u>エネルギー収支バランス</u>[注]は,

エネルギー摂取量－エネルギー消費量

として定義される(図2-2). <u>エネルギー摂取量</u>が必要量を上回れば体重は増加し, 少なければ体重は減少する. このように, エネルギー必要量には「充足」という考え方は存在しない. その点が, 他の栄養素とは大きく異なる.

　ただし, エネルギー消費量, ひいてはエネルギー必要量の値を正確に推定することは難しい. エネルギー摂取量については, 過小評価の傾向があるなど, さらに大きな推定誤差がある. また, 短期的なエネルギー収支のアンバランスは体重変化で評価ができるが, 一時的なアンバランスがあっても, 長期的には新たなレベルでエネルギー収支バランスの平衡が保てるようになる. たとえば, 体重が76.6 kg, エネルギー消費量＝エネルギー摂取量＝2,662 kcal/ 日の個人が100 kcal/ 日だけ摂取量を減らした場合, 体重の減少に伴ってエネルギー消費量も減少する. そのため, **図2-4** のように, 一定の割合で体重が減り続けるのではなく, 1年以上かけて2.0 kgの体重減少が

エネルギー収支バランス
エネルギー摂取量と消費量のバランス. 正になると, 余ったエネルギーが体脂肪などとして蓄積される.

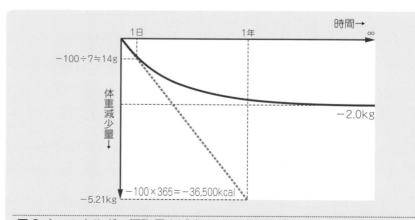

図 2-4 ● エネルギー摂取量を減少させた時の体重の変化(理論計算結果)
〔厚生労働省:日本人の食事摂取基準(2020 年版)より〕

もたらされたところで平衡に達する．健康の保持・増進の点では，単にエネルギー消費量に見合った摂取をすればよいというだけでもない．このような考え方から，エネルギー必要量は，**望ましい BMI を維持するエネルギー摂取量**とされ，エネルギーの指標としては **BMI** が採用されている．

ただし，正確には，BMI は「エネルギー収支バランスの指標」であり，現在の摂取量が適切であるかどうかを判断する際に用いる指標である．つまり，エネルギー必要量（kcal/ 日）の指標ではない．そのため，エネルギー必要量については，あくまで参考値としての提示に留め，望ましい BMI に基づくエネルギーバランスの評価を進めるというのが，日本人の食事摂取基準（2015 年版）以降の考え方である．

❷望ましい BMI

2015 年版以降，エネルギーの章で，死因を問わない死亡率（総死亡率）が最低となる BMI を主な根拠として，**健康的な BMI** の検討がなされている．その際，欧米における報告に加え，特にわが国や東アジア諸国におけるコホート研究（同一集団を追跡した観察疫学研究）の結果が参考にされた．ただし，総死亡率を乳児や小児，妊娠時の体重管理の指標として用いるのは適切ではないので，妊婦を除く成人について検討が行われた．**図 2-5** は，日本人における追跡開始時の BMI とその後の総死亡率との関連を示している．概して U の字型に近い関係を示し，BMI が小さいと一貫して死亡率が高い．中央の図に示された JACC Study では，追跡開始時における対象者の年齢が 65〜79 歳で，BMI が大きくても総死亡率はむしろ低いままであった．また，BMI と総死亡率との関連は年齢によって異なり，追跡開始年齢が高いほど総死亡率が最低となる BMI は高くなる傾向にある．BMI が高くても死亡リスクが低いという現象は **obesity paradox**（肥満のパラドックス）

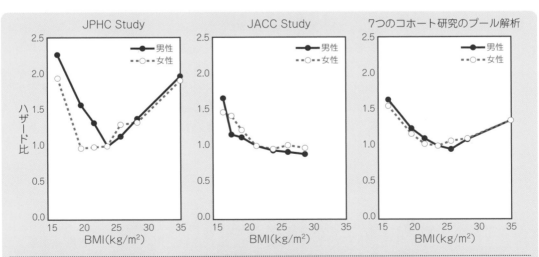

図 2-5 ● 健康な者を中心としたわが国の代表的な 2 つのコホート研究ならびに 7 つのコホート研究のプール解析における，追跡開始時の BMI とその後の総死亡率との関連

〔厚生労働省：日本人の食事摂取基準（2020 年版）より〕

表 2-10 ● 観察疫学研究において報告された総死亡率がもっとも低かった BMI の範囲（18 歳以上）[1]

年齢（歳）	総死亡率がもっとも低かった BMI（kg/m²）
18〜49	18.5〜24.9
50〜64	20.0〜24.9
65〜74	22.5〜27.4
75 以上	22.5〜27.4

[1] 男女共通.

〔厚生労働省：日本人の食事摂取基準（2020 年版）より〕

と呼ばれるが，高齢者のみならず種々の疾患を有する者で観察される．

　日本人の食事摂取基準（2020 年版）において，これらの観察疫学研究において報告された総死亡率がもっとも低かった BMI の範囲をまとめると，**表 2-10** のようになった．ただし，70 歳以上の日本人では，BMI が 22.5 kg/m² を下回る者がおよそ半数前後も存在しており，総死亡率がもっとも低かった BMI（22.5〜27.4 kg/m²）との乖離が見られた．また，BMI が大きいと，死亡率は低くても生活習慣病の発症率が高く，高額の医療費が必要となり，生活の質にも影響する．このように，疾患別の発症率や死亡率と BMI との関係，日本人の BMI の実態などを考慮した結果，当面目標とするべき BMI の範囲は表 2-9 のとおりとされた．高齢者においては，**フレイル**の予防および生活習慣病の予防の両者に配慮する必要があることも踏まえ，目標とする BMI の範囲は 21.5〜24.9 kg/m² となっている．

　ただし，目標とする BMI の設定方法についてはさらなる検討が必要である．また，絶対的な BMI の理想値が存在するわけではなく，あくまで健康を維持し，生活習慣病の発症予防のための要素の一つでしかない．さらに，適切な身体活動量，ひいてはそれに基づいた望ましい総エネルギー消費量・必要量についても検討していく必要がある．

❸特別の配慮を必要とする集団

　エネルギー必要量は，**基礎代謝量**（basal metabolic rate；BMR）に**身体活動レベル**（physical activity level；PAL）を乗じて得られた総エネルギー消費量（total energy expenditure；TEE）に，エネルギー蓄積量あるいは付加量を加えて求める．対象別の詳細は，**表 2-11** のとおりである．

　高齢者では，BMR と PAL の片方または両方の低下により，エネルギー必要量が減少する．同じ BMI（体重）を維持する場合でも，PAL が低いとエネルギー摂取量はさらに少なくなり，たんぱく質や他の栄養素の充足がより難しくなる．身体活動量を増加させ，エネルギー消費量と摂取量のバランスを高いレベルでとることにより望ましい BMI を維持することが重要である．

　乳児・小児では，BMI よりは，成長曲線を用いて成長の程度を確認する必要がある．成長曲線も集団の代表値であり，個人の健康状態を厳密に判断できるものではないが，（一時点ではなく）一定期間における成長の方向を確認することができる．現時点では，成長の程度を判断するもっとも適切な

表 2-11 ● 対象別の推定エネルギー必要量の算出法

推定エネルギー必要量（EER）は，総エネルギー消費量（基礎代謝量に身体活動レベルを乗じた値）にエネルギー蓄積量あるいは付加量を加えて求める．
- 成人の EER ＝基礎代謝量×身体活動レベル
- 発育期の EER ＝基礎代謝量×身体活動レベル＋**エネルギー蓄積量**
- **妊婦**の EER ＝妊娠前の推定エネルギー必要量＋**付加量**
  付加量＝妊娠期別の（総エネルギー消費量の変化分＋エネルギー蓄積量）
- **授乳婦**の EER ＝妊娠前の推定エネルギー必要量＋**付加量**
  付加量＝母乳産生のエネルギー－体重減少分のエネルギー

ツールである．

　日本の**若年女性**は，やせの者の割合が高いという特徴がある．国民健康・栄養調査によると，20 歳代女性のやせの者（BMI＜18.5）の割合は，1990 年代初頭に 20％台前半に達して以降，ほぼ横ばい傾向である．若年女性の低体重は骨量低下をきたしやすいため，将来の骨粗鬆症のリスクとなる．また，妊娠中の低栄養により，低出生体重児が生まれやすい点も懸念される．20 歳代以降における平均 BMI の増加は，高齢期において死亡率の低い BMI の範囲に移行する望ましい変化の可能性もあるが，やせの体重増加はサルコペニア肥満を招き，インスリン抵抗性と関連する代謝異常や高齢期の ADL 低下の原因となる可能性もある．

2）総エネルギー消費量・摂取量の推定誤差

　TEE に大きな影響を与えている因子は，BMR と身体活動量であることから，エネルギー必要量をより正確に推定するには，当該個人および集団の BMR や身体活動量をできるだけ正確に推定する必要がある．

　TEE は，二重標識水（doubly labelled water；DLW）法を用いて測定した値から決定された．以前，成人のエネルギー必要量は，活動記録法による TEE の推定値や食事調査から計算したエネルギー摂取量をもとに決められてきた．活動記録法による TEE は，個々の活動に要した時間の曖昧さや，活動強度として一律の値を当てはめることなどによって，エネルギー必要量の推定に大きな誤差が生じる可能性がある．

　たとえば，TEE の推定の標準誤差が±200 kcal/ 日とすると，個人のエネルギー必要量（＝ TEE）を算出した結果が 2,500 kcal/ 日であった場合，
- ・真のエネルギー必要量がおよそ 2,300〜2,700 kcal/ 日の間である確率が約 68％（→エネルギー必要量の推定値が 2,500 kcal となる個人の，ほぼ 3 人に 1 人の真のエネルギー必要量は，2,300 kcal 未満あるいは 2,700 kcal より多い）．
- ・約 2,100〜2,900 kcal/ 日の間である確率が約 95％

と考えられる．

　一方，**食事調査**から得られるエネルギー摂取量も，実際のエネルギー摂取量の定量的指標として用いることはできない．その第一の理由は，**過小申告**の問題である．過小申告は，調査法や対象者によって，その程度は異なるものの，集団の平均値でも 20％程度を中心に広く分布することが主に欧米諸国における研究で報告されている（**図 2-6**）．肥満者ではさらにこの傾向が強い．日本人でも，食事歴法および秤量法のいずれでも，男性で 16％，女

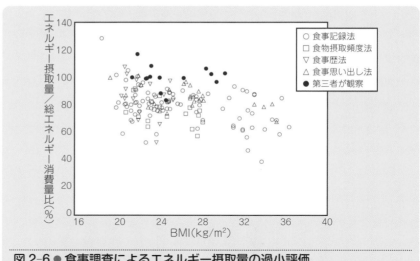

図2-6 ● 食事調査によるエネルギー摂取量の過小評価
〔厚生労働省：日本人の食事摂取基準（2020年版）より〕

食事誘発性体熱産生
食後，食物の消化・吸収・運搬のために余分に消費されるエネルギーで，摂取量の約6～10％に相当する．

BMRの測定
測定前日から測定実施場所に宿泊して測定をするのがBMRであるという記述も見受けられる．しかし，実際のところ，基礎代謝基準値を含むBMRの推定式が作成された国内外の多くの報告においては，当日の朝，測定実施場所に移動し，十分な安静（一般に30分以上）を保った後に測定されている．

骨格筋
体重を組織・臓器レベルで分けた時の最大の構成要素．体重から脂肪組織を除いた残りの約半分を占める．

除脂肪量
分子レベルで，体重から体脂肪（中性脂肪）量を引いて得られる．成人の場合，約73％を水分，約20％をたんぱく質，残りをミネラルが占める．

性で6％の過小申告が報告されている．その結果，成人の身体活動レベル（ふつう）に相当するエネルギー必要量は，国民健康・栄養調査で報告されているエネルギー摂取量よりも大きい．たとえば，日本人の食事摂取基準（2010年版）によるエネルギー必要量の推定値と2010年の国民健康・栄養調査で報告されたエネルギー摂取量との間には，20～49歳男性で491kcal/日，女性で294kcal/日の差が見られる．これは，前述したように，食事調査によるエネルギー摂取量の過小評価によるものと考えられる．

3）エネルギー必要量の推定方法

❶基礎代謝量（BMR）

一般に，TEEは，以下のような構成要素に分けられる（**図2-7**）．
TEE ＝ BMR ＋**食事誘発性体熱産生**[注]＋**身体活動**

TEEをBMRで割って求めるPALは，日本人の食事摂取基準（2020年版）において「ふつう」が1.75とされている．ここから逆算（1÷1.75×100）すると，成人の場合，BMRはTEEの約60％程度を占めるのが標準だと考えられる．したがって，多くの人において，TEEのなかでもっとも大きな成分である．

BMRとは，覚醒状態で必要な最小限のエネルギーであり，以下のような条件のもとで測定されたものをいう．
・約12時間以上の絶食後
・快適な室温（25℃程度）で，心身ともにストレスの少ない状態
・安静仰臥位で，筋の緊張を最小限にした状態
BMRに寄与するのは，**骨格筋**[注]の他，脳，肝臓，心臓，腎臓等の内臓である（**表2-12**）．安静時における骨格筋の代謝率は低いため，骨格筋が**除脂肪量**[注]の約半分弱を占めるにも関わらず，骨格筋のBMRに対する寄与は大

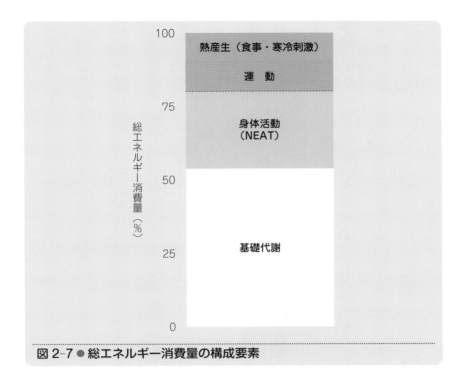

図 2-7 ● 総エネルギー消費量の構成要素

表 2-12 ● 安静時における臓器別エネルギー消費量

	重量（kg）	代謝率（kcal/kg/ 日）	代謝量の割合（％）
骨格筋	28.00	13	21.6
肝臓	1.80	200	21.3
脳	1.40	240	19.9
心臓	0.33	440	8.6
腎臓	0.31	440	8.1
脂肪組織	15.00	5	4.0
その他	23.16	12	16.5
計	70.00		100.0

（Gallagher D, et al：Am J Physiol, 275：E249–E258, 1998 より）

きくない．一方，体脂肪は，重量あたりのエネルギー消費量が相対的に小さい．そのため，同じ体重でも，体脂肪率が低い者ほど BMR が大きくなる．また，除脂肪量が分かれば，BMR をより正確に推定することが可能となる．BMR は一般に女性より男性，高齢者より若年者のほうが大きいが，これも身体組成の差でおおよそ説明がつく．その他，エネルギーバランス（食事制限など），甲状腺ホルモン，自律神経活動なども変動要因となる．

　BMR は体格でかなり決定されるため，体重を含む**推定式**が数多く発表されている．日本人の食事摂取基準（2020 年版）では，性・年齢階級別に**基礎代謝基準値**が示されている．かつては体表面積あたりの値であったが，現在は体重あたりの値が示されている（**表 2-13**）．

　基礎代謝基準値は，主に 1960 年前後に国内で行われた一連の測定に基づ

表 2-13 ● 参照体重における基礎代謝量

性 別	男 性			女 性		
年 齢 （歳）	基礎代謝基準値 （kcal/kg 体重/日）	参照体重 （kg）	基礎代謝量 （kcal/日）	基礎代謝基準値 （kcal/kg 体重/日）	参照体重 （kg）	基礎代謝量 （kcal/日）
1〜2	61.0	11.5	700	59.7	11.0	660
3〜5	54.8	16.5	900	52.2	16.1	840
6〜7	44.3	22.2	980	41.9	21.9	920
8〜9	40.8	28.0	1,140	38.3	27.4	1,050
10〜11	37.4	35.6	1,330	34.8	36.3	1,260
12〜14	31.0	49.0	1,520	29.6	47.5	1,410
15〜17	27.0	59.7	1,610	25.3	51.9	1,310
18〜29	23.7	64.5	1,530	22.1	50.3	1,110
30〜49	22.5	68.1	1,530	21.9	53.0	1,160
50〜64	21.8	68.0	1,480	20.7	53.8	1,110
65〜74	21.6	65.0	1,400	20.7	52.1	1,080
75 以上	21.5	59.6	1,280	20.7	48.8	1,010

〔厚生労働省：日本人の食事摂取基準（2020 年版）より〕

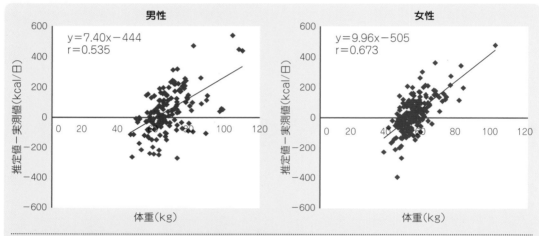

図 2-8 ● 基礎代謝基準値による推定誤差と体重の関係

〔Miyake R, et al: J Nutr Sci Vitaminol, 57（3）: 224-232, 2011 より〕

いて決定されている．古いデータではあるが，2010 年版や 2020 年版の策定
時に，最近報告された BMR の値から，基礎代謝基準値が現代人にも通用す
るか検討された．その結果，18〜29 歳男女などで値が下方修正されたもの
の，それ以外の性・年齢階級では変える必要がない，あるいは変えるに足る
だけの根拠がないということで，2020 年版でも当時の測定結果がベースと
なっている．

　基礎代謝基準値は，参照体位において推定値と実測値が一致するように決
定されている．一方で，標準から大きく外れた体格においては，推定誤差が
大きくなる（**図 2-8**）．肥満者において基礎代謝基準値を用いると BMR を
過大評価し，やせの場合は逆に過小評価する．エネルギー必要量を基礎代謝
基準値を用いて推定した場合，肥満者の場合は真のエネルギー必要量よりも
大きく，やせではより小さい可能性が高い．たとえば，肥満者の場合，
BMR の過大評価が 200 kcal/ 日，身体活動レベルが「ふつう」であれば，
エネルギー必要量は 200×1.75＝350 kcal/ 日程度，過大評価することになる．

このようにして推定したエネルギー必要量を用いて食事を提供すると，肥満者はより肥満が進行し，やせはよりやせる確率が高くなることになる．

その他，国際的によく用いられているハリス-ベネディクト（Harris-Benedict）式[注]，Schofield 式や FAO/WHO/UNU 式などのほか，日本人を対象として作られた国立健康・栄養研究所の式がある．国立健康・栄養研究所の式は，一般の健常人はもちろん，肥満者でも誤差が比較的少ない．それでも，個人によって，標準偏差相当で 100 kcal/ 日程度の誤差はある．すなわち，最大で ± 200 kcal/ 日程度までの誤差は覚悟しておく必要がある．

国立健康・栄養研究所の式

BMR＝[0.1238＋0.0481×体重（kg）＋0.0234×身長（cm）－
0.0138×年齢（歳）－0.5473 ×性別*]×1,000÷4.186
（性別* 男性：1 女性：2）

❷身体活動レベル（PAL）

PAL は，

PAL＝TEE÷BMR

として求められる．そのため，食事誘発性体熱産生も PAL の値に反映されるが，食事誘発性体熱産生は，およそ TEE の 6〜10% 程度とされ，TEE と比例関係にあることから，PAL は事実上，身体活動量を反映する指標だと考えてよい．逆に TEE やエネルギー必要量の推定時には，BMR に PAL をかけることによって算出するのが一般的である．

日本人の食事摂取基準では 2005 年版において，20〜59 歳の日本人男女139 人を対象として DLW 法から PAL を評価したデータに基づき，25 パーセンタイル値（1.60）と 75 パーセンタイル値（1.90）を用いて集団を 3 分割した．この結果から，PAL は低いほうから順に，Ⅰ（低い：代表値＝1.50），Ⅱ（ふつう：代表値＝1.75），Ⅲ（高い：代表値＝2.00）と分類された．それぞれのレベルの人数はおよそ 1：2：1 となる．この分類と値は，64 歳までの成人に適用される（**表 2-14**）．

先に述べたように，1.75 という PAL から逆算すると，身体活動は平均してTEE の 3 割程度であるが，PAL は，ふつうに生活している人の間でも

ハリス-ベネディクト式

標準的な体格の白人男女から作成されたBMR 推定式（1919年）．有疾患者のエネルギー必要量の算出等で利用されることが多いが，日本人や欧米人で概して過大評価すると報告されている．

表 2-14 ● 年齢階級別に見た身体活動レベルの群分け（男女共通）

身体活動レベル	Ⅰ（低い）	Ⅱ（ふつう）	Ⅲ（高い）
1〜2（歳）	—	1.35	—
3〜5（歳）	—	1.45	—
6〜7（歳）	1.35	1.55	1.75
8〜9（歳）	1.40	1.60	1.80
10〜11（歳）	1.45	1.65	1.85
12〜14（歳）	1.50	1.70	1.90
15〜17（歳）	1.55	1.75	1.95
18〜29（歳）	1.50	1.75	2.00
30〜49（歳）	1.50	1.75	2.00
50〜64（歳）	1.50	1.75	2.00
65〜74（歳）	1.45	1.70	1.95
75 以上（歳）	1.40	1.65	—

〔厚生労働省：日本人の食事摂取基準（2020 年版）より〕

表 2-15 ● 身体活動レベル別に見た活動内容と活動時間の代表例

身体活動レベル[1]	低い（Ⅰ）	ふつう（Ⅱ）	高い（Ⅲ）
	1.50 (1.40～1.60)	1.75 (1.60～1.90)	2.00 (1.90～2.20)
日常生活の内容[2]	生活の大部分が座位で，静的な活動が中心の場合	座位中心の仕事だが，職場内での移動や立位での作業・接客等，通勤・買い物での歩行，家事，軽いスポーツ，のいずれかを含む場合	移動や立位の多い仕事への従事者，あるいは，スポーツ等余暇における活発な運動習慣をもっている場合
中程度の強度（3.0～5.9メッツ）の身体活動の1日あたりの合計時間（時間／日）[3]	1.65	2.06	2.53
仕事での1日あたりの合計歩行時間（時間／日）[3]	0.25	0.54	1.00

[1] 代表値.（　）内はおよその範囲.
[2] Black, et al, Ishikawa-Takata, et al を参考に，身体活動レベル（PAL）に及ぼす仕事時間中の労作の影響が大きいことを考慮して作成.
[3] Ishikawa-Takata, et al による.

〔厚生労働省：日本人の食事摂取基準（2020年版）より〕

1.4 程度から 2.2～2.5 程度の幅が見られ，大きな個人差が存在する.

　PAL の高い者を比較的多く含む日本人成人においては，3つの身体活動レベル間で，中等度の強度（3～5.9メッツ）の身体活動と，仕事中の歩行時間に差が見られた．身体活動レベルがⅡ（ふつう）の場合，座位中心の仕事だが，通勤や買い物などの移動や家事労働で1日合計約2時間，仕事中の移動で合計 30 分程度を費やしている状態であった（**表2-15**）.

　乳児を除くすべての性・年齢階級について，PAL の値が決められている（表2-14）．子どもの PAL についても，システマティックレビューの結果に基づいて PAL の代表値が決められた．一方，65～74 歳における PAL の代表値は 1.70 とされた．ただし，この値が使えるのは **自立した高齢者** である．報告によって平均値にばらつきが見られるが，75 歳以上においてはわずかながらさらに低い値が得られている．そこで，この年代の PAL の代表値は 1.65 とされた．さらに 2019 年には，国内の要介護度1～3の介護老人保健施設入所者において，1.38 という平均値が報告されている．そこで，75 歳以上のレベルⅠ（低い）は，自宅にいてほとんど外出しない者を念頭に置き，高齢者施設で自立に近い状態で過ごしている者にも適用できる値として 1.40 とされた．この年代については，自立している者と外出できない者の2つに大別され，身体活動レベルが「高い」に相当する者が想定しづらい年齢層であると考え，レベルⅢ（高い）は設定されなかった．PAL は，たとえば，ベッド中心の生活か，建物内での移動やレクリエーション等による身体活動は多いかといった点によっても異なる.

❸ MET（メッツ）

　MET とは，エネルギー消費量が（BMR ではなく）座位安静時代謝量の何倍に当たるかを示す値である．運動をはじめ，さまざまな活動の強度の指標として米国で発展してきた．米国スポーツ医学会（American College of Sport Medicine；ACSM）が 1993 年にメッツ値の一覧表をまとめ，その後，

身体活動

身体活動とは，「骨格筋の活動により安静時よりも多くのエネルギー消費を伴う身体の状態」とされる．そのため，身体活動によるエネルギー消費量としては，BMR や食事誘発性体熱産生以外のすべての要素が含まれる．歩行や運動はもちろん，家事や仕事等における動作や姿勢の保持など，さまざまな身体活動が相当する.

2000年に続き2011年にも改訂版を発表している．最新版では，800を超える活動についてメッツ値が掲載されている．

メッツ値は，座位安静時代謝量の実測値で割るのではなく，安静時の酸素摂取量を3.5 mL/kg/分として求めることが多い．この値は，元来40歳男性の標準的な値として得られた値である．米国DRI（2005）の試算によると，BMRとの比率（BMR／座位安静時代謝量）は0.91（男性），0.95（女性）であるため，基礎代謝量の約10％弱程度の上昇に対応する．したがって，食事誘発性体熱産生は含まれていないと考えられる．一方，メッツ値算出における活動時のエネルギーには，食事誘発性体熱産生は少し含まれていることが多い．そのため，メッツ表にあるメッツ値を利用して**要因加算法**[注]によりTEEを推定する場合には，BMRに10％上乗せして安静時代謝量を推定し，それにメッツ値をかけることによって算出できると考え，

TEE＝[BMR（kcal/日）×1.1]×Σ（メッツの1日あたりの平均値）

として求めるのが適当であると考えられる．

なお，こうした方法は，おおよその推定値は得られるものの，推定誤差が含まれており，簡便かつ正確に求める方法は現在のところ存在しない．

❹肥満者や糖尿病患者におけるエネルギー

BMRは除脂肪量，より正確には組織・臓器重量から推定ができる．この点は**肥満者**でも同様である．しかし，**糖尿病患者**におけるBMRは4〜7％程度高いとされている．ただし，耐糖能異常程度であれば，正常者と大きな差はないと考えられる．TEEについては，2019年に国内の糖尿病患者を対象に，2つの論文が報告された．それらによると，体重あたりのTEEの平均値はおおよそ35 kcal/kg実測体重/日程度であり，これまで糖尿病患者に多用されてきた25〜30 kcal/kg標準体重/日という指示エネルギーは，TEEより5〜10 kcal/kg実測体重/日，すなわち数百kcal/日程度低いことが明らかとなった．糖尿病患者の体重にもよるが，少なくとも軽度の糖尿病患者においては従来の指示エネルギーではTEEを大きく下回るため，減量

要因加算法
活動内容を本人または観察者が記録し，それぞれの活動時のエネルギー消費量を推定し，それらを加算することによって長時間におけるエネルギー消費量を推定する方法．活動の内容を知ることのできる手段であるが，記録の正確性や活動強度の個人差によって限界が生じる．

ヒューマンカロリメーター
人が数時間〜数日生活できる部屋で，室内の酸素・二酸化炭素濃度や流量等から長時間のエネルギー消費量を正確に測定できる装置．

COLUMN
肥満者はTEEが少ない？

研究者の間でも，約30年前まで「肥満者はTEEが少ないのではないか」と考えられていた．①TEEが少ないほうがエネルギー収支バランスが正になりやすいと考えられること，および②**食事調査**によると，太っている人のエネルギー摂取量はそれほど多くない（一部の肥満者ではむしろ少ない）という結果が出ていたことなどによる．1980年頃に，現在に近いエネルギー代謝測定室（**ヒューマンカロリメーター**[注]）が作られるようになってから，最初に取り組まれたテーマの一つがその点であった．

しかし，実際に測定してみると，TEEが大きかったのは肥満者のほうであった．その大きな理由はBMRが大きいことによる．肥満者は体重が多く，過剰に蓄積した体脂肪を支えるために，除脂肪量も一般に多い．そのため，肥満者でBMRが大きくなるのである．

基礎代謝基準値（kcal/kg/日）×体重（kg）という単純な式では，肥満者のBMRを過大評価する傾向はあるものの，体重が大きいほどBMRも大きいのは事実である．もちろん，同じ体重であれば，筋肉質の人のほうが肥満者よりBMRが大きい傾向にある．

ちなみに，かなりの肥満者でなければ，DLW法で評価したPALも標準体重者と同様である．一方，ここ20数年で，DLW法などによって食事調査によるエネルギー摂取量の過小評価も明らかとなってきた．肥満者の場合，特に過小評価の傾向が著しい．

が必要でない場合には実態に合っていないことが示唆される.

また,肥満者においても,BMIが$30\,kg/m^2$を超えるような顕著な肥満でなければ,PALに非肥満者と明確な差は見られない.

5. 栄養素摂取基準策定の科学的根拠

栄養素別の食事摂取基準の詳細については,巻末資料を参照のこと.

1)たんぱく質

たんぱく質は,乳児では目安量,1歳以上の年齢区分では推定平均必要量,推奨量および目標量が算定されている.たんぱく質の過剰摂取による健康障害も報告されているが,耐容上限量はいずれの年齢区分でも定められていない.ただし,目標量の上限は設定されている.

たんぱく質の必要量は,**窒素出納法**を用いて研究が進められてきた.この研究で得られた数値を,日本人の食事摂取基準(2020年版)ではたんぱく質維持必要量と呼んでいる.

たんぱく質の必要量(推定平均必要量)は,

推定平均必要量＝維持必要量＋新生組織蓄積量

と表される.

また,推奨量は,

推奨量＝推定平均必要量×推奨量算定係数

と表される.

これまでに報告されている窒素出納試験の結果をもとに,1歳以上のすべての年齢区分で,男女ともにたんぱく質維持必要量は$0.66\,g/kg$体重/日とされた.窒素出納試験では良質の動物性たんぱく質を用いて試験が行われている.しかし,われわれは植物性のたんぱく質なども摂取している.したがって,日常食混合たんぱく質を摂取した際のたんぱく質維持必要量を考える必要がある.

日常食混合たんぱく質における維持必要量は,

維持必要量＝良質な動物性たんぱく質における維持必要量÷
日常食混合たんぱく質の利用効率

として算出された.

この値から,参照体重を考慮して,1人1日あたりのたんぱく質維持必要量が算出されている.

2)脂質

脂質はエネルギー産生栄養素の一つであるため,同じくエネルギー産生栄養素であるたんぱく質や炭水化物の摂取量を考慮して設定する必要がある.そこで,脂質の食事摂取基準は,1歳以上については目標量として総エネルギー摂取量に占める割合,すなわちエネルギー比率(%エネルギー)で示さ

指標アミノ酸酸化法
最近,新しい方法である指標アミノ酸酸化法によってたんぱく質の必要量を測定する研究が進んでいる.しかし,食事摂取基準の策定根拠として用いるためには,まだ研究数,研究の質ともに十分ではないのが現状である.そこで,2020年版では新しい方法で得られた結果は直接には用いられず,窒素出納法で得られたたんぱく質維持必要量が用いられた.

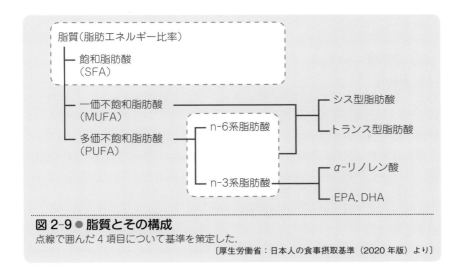

図 2-9 ● 脂質とその構成
点線で囲んだ 4 項目について基準を策定した.
〔厚生労働省：日本人の食事摂取基準（2020 年版）より〕

れている. 乳児については，目安量として%エネルギーで示された. また，飽和脂肪酸については，生活習慣病の予防の観点から目標量が定められ，エネルギー比率（%エネルギー）で示された. 一方，必須脂肪酸である n-6 系脂肪酸および n-3 系脂肪酸については，目安量が絶対量（g/ 日）で算定された.

なお，日本人の食事摂取基準（2020 年版）では，他の主な代表的な脂肪酸である一価不飽和脂肪酸，α-リノレン酸，エイコサペンタエン酸（eicosa-pentaenoic acid；EPA），ドコサヘキサエン酸（docosahexaenoic acid；DHA）とコレステロールなどの指標は設定されず（**図 2-9**），必要な事項の記述に留まった. また，健康影響が危惧されているトランス型脂肪酸についても必要な事項の記述が行われた.

❶脂質

脂質の目標量は，上限と下限の間の範囲として表されている.

目標量の上限は，飽和脂肪酸の目標量の上限を超えない量として算定されている. 飽和脂肪酸の目標量の上限は 7%エネルギーであり，日本人の代表的な脂肪酸摂取比率をもとに，脂質摂取量の上限は 30%エネルギーとされた.

脂質は必須脂肪酸を含んでいることから，目標量の下限は必須脂肪酸の目安量を下回らない量として算定されている. 日本人の摂取量の中央値（目安量）は，n-6 系脂肪酸が 4～5%エネルギー，n-3 系脂肪酸が約 1%エネルギー，一価不飽和脂肪酸摂取量の中央値が少なくとも 6%エネルギーであり，脂肪酸合計では 18～19%エネルギーとなる. さらに，トリアシルグリセロールやリン脂質には脂肪酸のほかにグリセロールの部分があり，脂質全体の約 10%を占める. グリセロール部分を考慮した場合，脂肪エネルギー比率は，20（＝18÷0.9）～21%エネルギー（≒19÷0.9）となる. これを丸めて 20%エネルギーとされた.

❷飽和脂肪酸

飽和脂肪酸は体内合成が可能であり，必須栄養素ではない．その一方，高LDLコレステロール血症の主なリスク要因の一つであり，心筋梗塞をはじめとする循環器疾患の危険因子でもある．また，エネルギー源として利用されるため，肥満の危険因子にもなる．したがって，生活習慣病の発症予防を目的とした目標量が算定されることとなった．

算定には平成28年国民健康・栄養調査の結果が用いられた．この結果を日本人が現在摂取している飽和脂肪酸量とし，その中央値が目標量（上限）とされた．活用の利便性を考慮し，目標量は7%エネルギーとされている．

飽和脂肪酸の目標量は，脂質の食事摂取基準のなかでは非常に重要なものである．

❸n-6系脂肪酸

n-6系脂肪酸には，リノール酸（18：2），γ-リノレン酸（18：3），アラキドン酸（20：4）などがある．日本人が摂取しているn-6系脂肪酸の大部分（約98%）はリノール酸である．

平成28年国民健康・栄養調査の結果から算出されたn-6系脂肪酸摂取量の中央値が1歳以上の目安量（必須脂肪酸としての量：g/日）とされた．

❹n-3系脂肪酸

n-3系脂肪酸には，α-リノレン酸（18：3），エイコサペンタエン酸（EPA，20：5），ドコサペンタエン酸（DPA，22：5），ドコサヘキサエン酸（DHA，22：6）などがある．これらのn-3系脂肪酸は生体内で合成できず，欠乏すれば皮膚炎などが発症することが知られている必須脂肪酸である．

平成28年国民健康・栄養調査の結果から算出されたn-3系脂肪酸摂取量の中央値が1歳以上の目安量（必須脂肪酸としての量：g/日）とされた．

❺コレステロール

生活習慣病発症予防のための**コレステロール**の目標量は，日本人の食事摂取基準（2015年版）では数値を定めるだけの明確な根拠がないことから策定が見送られた．2020年版でも引き続き目標量は示されていない．しかし，これは許容される摂取量に上限が存在しないことを保証するものではないことに注意する必要がある．

脂質異常症を有する者およびそのハイリスク者においては，そのリスクをできるだけ軽減する必要がある．コレステロール摂取量の変化と血中コレステロールの変化は有意な相関を示すことから，コレステロールの望ましい摂取量の上限が定められることになった．

日本動脈硬化学会「動脈硬化性疾患予防ガイドライン2017年版」では，高LDLコレステロール血症患者がコレステロールの摂取を200mg/日未満にすると，LDLコレステロールの低下効果が期待できるとしている．これらを参考に，脂質異常症の重症化予防の目的からは，コレステロールの摂取

を 200 mg/ 日未満に留めることが望ましいとされた．これは 2020 年版で設定された新しい数値である．

❻トランス脂肪酸

トランス脂肪酸は，飽和脂肪酸と同様に冠動脈疾患に関与する栄養素である．日本人の摂取量は少ないと考えられているが，トランス脂肪酸は人体にとって不可欠な栄養素ではなく，健康の保持・増進を図るうえで積極的な摂取は勧められない．摂取量は 1％エネルギー未満のできるだけ低い量に留めることが望ましいとされた．

3）炭水化物

炭水化物は，糖類と多糖類，さらに多糖類はでんぷんと非でんぷん性多糖類に細分類され，それぞれの栄養学的な働きには違いがある．「日本食品標準成分表 2015 年版（七訂）」では細分類に基づく含有量が一部収載されたが，未測定の食品も多い．そのため，日本人における炭水化物の詳細な摂取量を知るのは困難である．そこで日本人の食事摂取基準（2020 年版）では，総炭水化物と食物繊維について取り扱われている．

また，炭水化物ではないものの，エネルギーを産生し，かつ各種生活習慣病との関連が注目されているアルコールについても，炭水化物の項に記載されている．

❶炭水化物

炭水化物，特に糖質はエネルギー源として重要な役割を担っているが，その必要量は明らかにできていない．また，通常，乳児以外の者は必要量よりもかなり多い炭水化物を摂取していると考えられるため，推定平均必要量や推奨量を算定する意味もほとんどない．さらに，炭水化物が直接に特定の健康障害の原因となるとの報告は，2 型糖尿病を除けば，理論的にも疫学的にも乏しい．そのため，炭水化物については推定平均必要量（および推奨量）も耐容上限量も設定されていない．同様の理由により，目安量も設定されていない．

一方，炭水化物はエネルギー源として重要であるため，アルコールを含む合計量として，たんぱく質と脂質の残余で目標量（範囲）が算定された．

炭水化物の目標量の上限は，たんぱく質の目標量の下の値（13 または 15％エネルギー）と脂質の目標量の下の値（20％エネルギー）から，67 または 65％エネルギーとなる．炭水化物の多い食事は精製度の高い穀物や甘味料，酒類に過度に頼ることにつながりかねず，またビタミン類やミネラル類の摂取不足を招くこともある．そこで，67％と 65％のうち，やや少ない65％エネルギーが目標量（上限）とされた．したがって，たんぱく質，脂質，炭水化物のそれぞれの目標量の下の値の合計は 100％エネルギーにはならないことに注意して用いる．

目標量の下限は，たんぱく質の目標量の上の値（20％エネルギー）と脂質の目標量の上の値（30％エネルギー）に対応させた．ただし，この場合に

> **アルコール**
> アルコールを炭水化物に含めるのは，総エネルギーからたんぱく質，脂質のエネルギーを除いた残りという考え方からであり，決してアルコールが必須の栄養素というわけではないことに注意が必要である．

は, 食物繊維の摂取量が少なくならないように, 炭水化物の質に注意すべきである.

❷食物繊維

米国・カナダの食事摂取基準では, **食物繊維**の目標量を成人では 24 g/ 日以上, できれば 14 g/1,000 kcal 以上としている. これに対し, 日本人の食物繊維摂取量の中央値は, すべての年齢区分でこれらよりかなり少ない. そのために, 米国・カナダに準じた値を目標量として掲げても, 実施可能性は低いと考えられる.

そこで, 現在の日本人成人（18歳以上）における食物繊維摂取量の中央値（13.7 g/ 日）と, 24 g/ 日との中間値（18.9 g/ 日）が目標量を算出するための参照値とされた. 次に, 成人（18歳以上）における参照体重の平均値（58.3 kg）と性別および年齢区分ごとの参照体重を用い, その体重比の0.75 乗を用いて体表面積を推定する方法により外挿し, 性別および年齢区分ごとの目標量が算出された.

アルコール（エタノール）はヒトにとって必須の栄養素ではないため, 食事摂取基準としては, アルコールの過剰摂取による健康障害への注意喚起を行うのみとし, 指標は算定されていない.

4) エネルギー産生栄養素バランス

エネルギー産生栄養素バランス[注]は, エネルギー産生栄養素と各種栄養素の摂取不足を回避するとともに, 生活習慣病の発症予防とその重症化予防を目的として設定されており, その指標は目標量である.

たんぱく質には必要量があり, 推定平均必要量が算定されている. 不足を回避する目的からは, 推奨量を摂取することが勧められる. 脂質では, n-6系脂肪酸, n-3 系脂肪酸には目安量が算定され, 飽和脂肪酸には目標量が設定されている. 炭水化物は必須栄養素であるが, 摂取量が必要量を下回ることは考えにくい.

以上より, エネルギー産生栄養素バランスは, まずたんぱく質の量, 次に脂質の量を定め, その残りを炭水化物とする方法で設定された. なお, アルコールはエネルギーを産生するが, 必須栄養素でなく, 摂取を勧める理由はない. アルコールを含める場合には, たんぱく質と脂質の残りを炭水化物とアルコールと考える.

5) ビタミン

これまでの日本人の食事摂取基準と同様, 脂溶性ビタミン4種類, 水溶性ビタミン9種類で食事摂取基準が策定されている.

❶脂溶性ビタミン

a) ビタミンA[注]

乳児では目安量, 1歳以上の年齢区分では推定平均必要量と推奨量, すべての年齢区分で耐容上限量が算定されている. ビタミンAの数値はレチノー

エネルギー産生栄養素バランス

エネルギー産生栄養素〔たんぱく質, 脂質, 炭水化物（アルコールを含む）〕とそれらの構成成分が, 総エネルギー摂取量に占めるべき割合（％エネルギー）の構成比率を示した指標. たとえば30～49歳では, たんぱく質13～20, 脂質20～30（飽和脂肪酸7以下）, 炭水化物50～65となっている（単位：％エネルギー）.

アルコールが産生するエネルギー量

わが国では 7.1 kcal/g が用いられることが多い. しかし, 日本人の食事摂取基準（2020年版）では栄養素のエネルギー換算係数に整数を採用していることから7 kcal/g とされている.

ビタミンA

レチノイドといい, その末端構造によりレチノール（アルコール）, レチナール（アルデヒド）, レチノイン酸（カルボン酸）に分類される. 経口摂取した場合, 体内でビタミンA活性を有する化合物として, β-カロテン, α-カロテン, β-クリプトキサンチンなどおよそ50種類に及ぶプロビタミンAカロテノイドが知られている.

ル相当量として示され，**レチノール活性当量**（retinol activity equivalents；RAE）という単位となっている.

レチノール活性当量（µgRAE）＝レチノール（µg）＋β-カロテン（µg）
×1/12＋α-カロテン（µg）×1/24＋
β-クリプトキサンチン（µg）×1/24＋
その他のプロビタミンAカロテノイド
（µg）×1/24

ビタミンAは肝臓に大量に貯えられているため，ビタミンAの摂取が不足していても，肝臓のビタミンA貯蔵量が20 µg/g以下に低下するまで血液中濃度低下は見られない. そこで，肝臓のビタミンA貯蔵量を維持するのに必要なビタミンAの最低必要摂取量が推定平均必要量とされている.

β-カロテンの過剰摂取によるプロビタミンAとしての過剰障害は，胎児奇形や骨折も含めて知られていないので，耐容上限量を考慮したビタミンA摂取量（レチノール相当量）の算出にはプロビタミンAであるカロテノイドは含められていない.

b) ビタミンD

すべての年齢区分で目安量と耐容上限量が算定されている.

ビタミンDは多くの日本人で欠乏，または不足している可能性があるが，摂取量の約8割が魚介類に由来し，日間変動が非常に大きい. また，日照により体内でも産生されるため，必要量を算定するのが難しい. このため，米国・カナダの食事摂取基準で示されている推奨量から日照による産生量を差し引いたうえで，日本人の摂取の実態を踏まえた目安量が設定された. 他の栄養素の目安量とは定義が異なることに注意する.

日照によりビタミンDが産生されることを踏まえ，フレイル予防を図る者はもとより，全年齢区分を通じて，日常生活において可能な範囲内での適度な日光浴を心掛けるとともに，摂取については日照時間を考慮に入れることが重要である.

c) ビタミンE

すべての年齢区分で目安量，1歳以上の年齢区分では耐容上限量が算定されている.

ビタミンEには8種類の同族体があるが，血液および組織中に存在する大部分はα-トコフェロールである. このことより，α-トコフェロールのみを指標に食事摂取基準が定められている. 食品成分表を参照する際には注意が必要である.

ビタミンEの欠乏実験や介入研究によるデータが十分にないため，日本人の摂取量をもとに目安量が設定された.

d) ビタミンK

すべての年齢区分で目安量が設定されている.

目安量は，正常な血液凝固能を維持するのに必要なビタミンK摂取量を基準として算定された. また，現時点では推定平均必要量および推奨量を算定できるような科学的根拠がない.

ビタミンKの種類と作用

フィロキノン（ビタミンK₁）とメナキノン類がある. 特に重要なものは，動物性食品に広く分布するメナキノン-4（ビタミンK₂）と納豆菌が産生するメナキノン-7である. ビタミンKは肝臓においてプロトロンビンやその他の血液凝固因子を活性化し，血液の凝固を促進する. 骨の健康にも重要な働きをしている.

❷水溶性ビタミン

水溶性ビタミンは，ビタミン B_1，ビタミン B_2，ナイアシン，ビタミン B_6，ビタミン B_{12}，葉酸，パントテン酸，ビオチンの8種類のB群ビタミンと，ビタミンCの合わせて9種類で食事摂取基準が策定されている．

a) ビタミン B_1

1歳以上の年齢区分では推定平均必要量と推奨量，乳児では目安量が算定されている．推定平均必要量は，尿中ビタミン B_1 排泄量が増大しはじめる摂取量（体内飽和量）から設定された．

b) ビタミン B_2

1歳以上の年齢区分では推定平均必要量と推奨量，乳児では目安量が算定されている．推定平均必要量は，尿中ビタミン B_2 排泄量が増大しはじめる摂取量（体内飽和量）から設定された．

c) ナイアシン

1歳以上の年齢区分では推定平均必要量と推奨量および耐容上限量，乳児では目安量が算定されている．推定平均必要量は，ペラグラの発症を予防できる最小摂取量をもとに設定された．

ビタミン B_1，ビタミン B_2 およびナイアシンは，エネルギー代謝に関係するビタミンであることから，エネルギーあたりで必要量が算定されている．

d) ビタミン B_6

1歳以上の年齢区分では推定平均必要量と推奨量および耐容上限量，乳児では目安量が算定されている．神経障害の発症などのビタミン B_6 欠乏に起因する障害が観察された報告をもとに，体内量が適正に維持される最小摂取量で推定平均必要量が設定された．

たんぱく質摂取量あたりで必要量が算定されている．

e) ビタミン B_{12}

1歳以上の年齢区分では推定平均必要量と推奨量，乳児では目安量が算定されている．推定平均必要量は，内因子を欠損した悪性貧血患者の貧血治癒に必要な量をもとに設定された．

f) 葉酸

1歳以上の年齢区分では推定平均必要量と推奨量および耐容上限量，乳児では目安量が算定されている．

体内の葉酸栄養状態を表す生体指標には，短期的な指標である血清中葉酸と，中・長期的な指標である赤血球中葉酸濃度がある．日本人の食事摂取基準（2020年版）では，赤血球中葉酸濃度に関する報告をもとに推定平均必要量が設定された．

妊娠を計画している女性，妊娠の可能性がある女性および妊娠初期の妊婦は，胎児の**神経管閉鎖障害**のリスク低減のために，通常の食品以外の食品に含まれる葉酸（狭義の葉酸：プテロイルモノグルタミン酸）を400 μg/日摂取することが望まれる．

g) パントテン酸

すべての年齢区分で目安量が算定されている．欠乏症を実験的に再現でき

ないため，日本人の摂取量の中央値をもとに設定された．

h）ビオチン

すべての年齢区分で目安量が算定されている．ビオチンは生体指標がないため，トータルダイエット法による値を用いて設定された．

i）ビタミンC

1歳以上の年齢区分では推定平均必要量と推奨量，乳児では目安量が算定されている．推定平均必要量は，心臓血管系の疾病予防効果および有効な抗酸化作用が期待できる量として設定された．

前述のとおり，ビタミンB_1，B_2およびビタミンCの食事摂取基準は，いずれも欠乏症を回避する最小摂取量をもとに設定した値ではない．そのため，災害時の避難所における食事提供の計画・評価のため，当面の目標とする栄養の参照量として活用する際などには留意が必要である．

6）ミネラル

ミネラルは5種類の多量ミネラルと8種類の微量ミネラルについて食事摂取基準が策定されている．

❶多量ミネラル

a）ナトリウム

18歳以上の年齢区分では推定平均必要量，乳児では目安量，1歳以上の年齢区分では目標量が算定されている．

推定平均必要量は，食塩相当量として成人で1.5 g/日程度と推定されている．しかし，この値は摂取実態からかけ離れているため参考として記載されており，推奨量は設けられていない．

目標量（上限）は，摂取実態と実行可能性を踏まえたうえで，高血圧および慢性腎臓病の発症予防の観点から設定された．WHOが提案する高血圧予防のための望ましい摂取量（5 g/日）と，日本人の摂取量の中間の値をもとにしている．また，国内外のガイドラインを踏まえて，高血圧症および慢性腎臓病の重症化予防のための摂取すべき量（6 g/日未満）が初めて設定された．

b）カリウム

すべての年齢区分で目安量，3歳以上の年齢区分では目標量が算定されている．

カリウムは高血圧の予防に関わることから，WHOが提案する高血圧予防のための望ましい摂取量と日本人の摂取量に基づき，目標量（下限）が設定された．なお，活用に当たっての留意事項として，ナトリウムとカリウムの比が重要であることも記載されている．

c）カルシウム

1歳以上の年齢区分では推定平均必要量と推奨量，乳児では目安量，18歳以上の年齢区分では耐容上限量が算定されている．

日本人を対象とした出納試験が近年実施されていないため，**要因加算法**が用いられた．耐容上限量は，日本人の通常の食品からの摂取で超えることは

まれであるが，サプリメント等を使用する場合に注意すべき値である．

d）マグネシウム

1歳以上の年齢区分では推定平均必要量と推奨量，乳児では目安量が算定されている．

不足や欠乏を招く摂取量を推定することは難しいため，出納試験によってマグネシウムの平衡を維持できる必要量が推定されている．また，通常の食品以外からの摂取量についてのみ耐容上限量が設定されている．

e）リン

すべての年齢区分で目安量，18歳以上の年齢区分で耐容上限量が算定されている．

目安量は，日本人の摂取量の中央値をもとに設定された．

❷微量ミネラル

a）鉄

6か月以上の年齢区分で推定平均必要量と推奨量，0〜5か月の乳児で目安量，1歳以上の年齢区分で耐容上限量が算定されている．

推定平均必要量の算定には，**要因加算法**が用いられた．女性の必要量は月経血の有無およびその量に大きな影響を受けるため，貧血の有無を個別に把握するなど，食事摂取基準は柔軟に用いることが勧められる．

b）亜鉛

1歳以上の年齢区分で推定平均必要量と推奨量，乳児では目安量，18歳以上の年齢区分で耐容上限量が算定されている．

推定平均必要量は，米国・カナダの食事摂取基準を参考にして，要因加算法を用いて設定された．

c）銅

1歳以上の年齢区分では推定平均必要量と推奨量，乳児では目安量，18歳以上の年齢区分で耐容上限量が算定されている．

推定平均必要量は，平衡維持量と血漿・血清銅濃度を銅の栄養状態の指標として設定された．

d）マンガン

すべての年齢区分で目安量，18歳以上の年齢区分で耐容上限量が算定されている．

目安量は日本人の摂取量に基づき設定された．

e）ヨウ素

1歳以上の年齢区分では推定平均必要量と推奨量，乳児では目安量，すべての年齢区分で耐容上限量が算定されている．

ヨウ素は昆布に特異的に多く含まれているため，日本人の摂取量に大きな影響を与えている．しかしながら，推定平均必要量の算定のために有用な報告がないため，欧米の研究結果が用いられた．また日本人のヨウ素摂取量，日本人を対象にした実験および食品中ヨウ素の吸収率に基づき，耐容上限量が設定された．特に妊婦，授乳婦は過剰摂取に注意が必要である．

f) セレン

1歳以上の年齢区分では推定平均必要量と推奨量および耐容上限量，乳児では目安量が算定されている．

推定平均必要量は，セレンの欠乏症である克山病の予防の観点から設定された．

g) クロム

乳児と18歳以上の年齢区分では目安量，18歳以上の年齢区分では耐容上限量が算定されている．

成人に関してはクロム摂取量に基づいて目安量が設定され，サプリメントの不適切な使用が過剰摂取を招く可能性があることから，耐容上限量も設定された．

h) モリブデン

1歳以上の年齢区分では推定平均必要量と推奨量，乳児では目安量，18歳以上の年齢区分では耐容上限量が算定されている．

推定平均必要量は，出納実験から平衡維持量を推定して設定された．通常の日本の食生活であれば推奨量の10倍近いモリブデン摂取量になるため，献立の作成においてモリブデンの摂取に留意する必要はない．

> **微量ミネラルと生活習慣病に関する数値**
> 微量ミネラルの摂取と生活習慣病の発症予防および重症化予防に関しては十分な科学的根拠がなく，目標量および重症化予防を目的とした量は設定されなかった．微量ミネラルについては，通常の食生活で過剰摂取が生じる可能性はないが，サプリメント等の不適切な利用に伴って過剰摂取が生じる可能性は否定できないことに注意する必要がある．

6. 食事摂取基準の活用

1) はじめに

本章「2. 食事摂取基準策定の方針と基本的事項」「3. 食事摂取基準の各指標の目的と定義」では，食事摂取基準の各指標の定義や策定のプロセスについて基本的な考え方を解説した．さらに「4. エネルギー摂取基準策定の科学的根拠」「5. 栄養素摂取基準策定の科学的根拠」では，それぞれの根拠となる実験や調査データ等についてより具体的に学んだ．食事摂取基準をさまざまな目的や対象者に適切に活用するためには，これらの「裏舞台」（＝策定の基礎理論）を知ったうえで，エネルギーや各栄養素について示されている各指標の数値を具体的に使っていくことが必要となる．

COLUMN 「分からない」のが「分からない」？？

食事摂取基準の理論的背景の一つとして，「必要量には個人差があり，個々人の必要量は分からない」ということがある．これは，何も食事摂取基準に限ったことではなく，医学（あるいは生物学）においては，同じ刺激（食事も含む）に対して，個体の変化は異なる．たとえば，喫煙は肺癌に罹るリスクを上げるが，ヘビースモーカーでも肺癌にならない人もいれば，その逆のケースも多く存在する．したがって，「リスク」といった確率に基づく判断が，保健・医療の現場では日常的に行われている．すなわち，「分からない」〔かっこよく言うと「不確実性」（uncertainty）〕を，その背景や理由を含めて理解し，より適切な判断を行うことが大切である．食事摂取基準についての学習の最初に，「確率」という言葉がでてきた途端，ギブアップしてしまうと，ずっと「分からない」のが「分からない」ことになる．そこの壁をまず乗り越えてほしい．

特に，個々人において栄養素等の必要量を日常臨床上可能な検査や測定では正確に知ることはできないこと，さらに生物としての個体の**ばらつき**（変動）や未知（unknown）の**ばらつき**が，多くの場合に無視できない程度で存在しているので，実世界（real world）で活用する際には"一工夫"が必要となる．その一工夫とは，それらのばらつきを考慮しながら安全側に立った判断を行うための**確率**（probability）という概念である．

すでに解説したエネルギーや各種栄養素についての必要量の**分布**（distribution），すなわち個体間のばらつき（**個人間変動**）を理解し，次章で解説される食事摂取量のばらつきについて，そのアセスメント方法と結果の解釈を理解する必要がある．食事摂取量のばらつきについては，さらに複雑であり，個人における日間変動を把握したうえで，より**習慣的な摂取量**を知ることが重要となる．また，多数の個人により構成される集団（集団の構成員に対して，個別の栄養アセスメントとそれに基づく個別の食事改善を行っていない場合）では，集団内における摂取量の分布を知ることが必要となる．

したがって，本項で解説する個人および集団における食事改善を目的とした食事摂取基準の活用を正しく理解するためには，次章を十分に理解し，さらに本項を読み直していただきたい．

2）個人の食事改善を目的とした活用

日本人の食事摂取基準（2020 年版）では，その対象を「健康な個人」であり「生活習慣病等に関する危険因子を有していたり，また，高齢者においてはフレイルに関する危険因子を有していても，おおむね自立した日常生活を営んでいる者」とし，「歩行や家事などの身体活動を行っている者であり，体格が標準より著しく外れていない者」としている．さらには，「疾患を有していたり，疾患に関する高いリスクを有していたりする個人に対して治療を目的とする場合」には，「その疾患に関連する治療ガイドライン等の栄養管理指針を用いる」としている．

このような対象者について，個人の食事改善を目的として，食事摂取基準を活用する際の基本的概念を**図 2-10** に示す．

この図のように，食事調査を行い，その結果を食事摂取基準の各種指標と

食事摂取状況のアセスメント	食事改善の計画と実施
個人の摂取量と食事摂取基準の指標から，摂取不足や過剰摂取の可能性等を推定	摂取不足や過剰摂取を防ぎ，生活習慣病の発症予防につながる適切なエネルギーや栄養素の摂取量について目標とする値を提案
	栄養教育の企画と実施，検証（目標とする値に近づけるための，料理・食物の量やバランス，身体活動量の増加に関する具体的な情報の提供や効果的ツールの開発等）

図 2-10 ● 食事改善（個人）を目的とした食事摂取基準の活用の基本的概念

〔厚生労働省：日本人の食事摂取基準（2020 年版）より〕

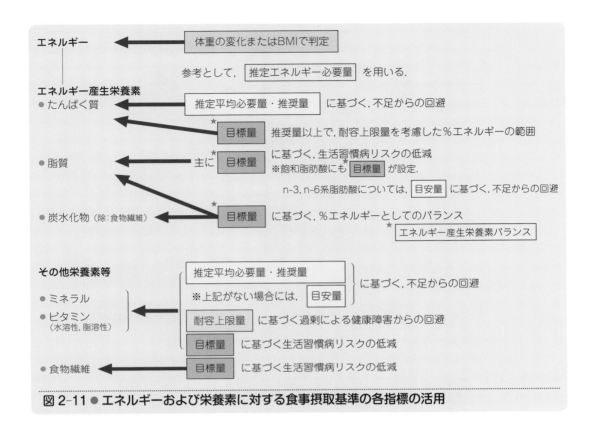

図 2-11 ● エネルギーおよび栄養素に対する食事摂取基準の各指標の活用

照らし合わせて,「個人の摂取量から摂取不足や過剰摂取の可能性等を推定する」ことをまず行う(食事摂取状況のアセスメント).この際,個人の習慣的な摂取量の把握は困難であることに留意する必要がある.すなわち,個人が日々選択する食品は異なり(**日間変動**),**過小申告**等の誤差のために,個人の真の摂取量を測定することは難しい.

さらに,一つの栄養素について,複数の指標を組み合わせて〔例:たんぱく質での推定平均必要量と推奨量,および目標量(エネルギー産生栄養素バランスとして)〕評価することもあるので,栄養素ごとにそれらの指標が,どのような視点から用いられているのかの全体像を理解することも必要である(**図 2-11**).

❶エネルギー摂取の過不足のアセスメントと食事改善の計画・実施

食事摂取基準の活用に関して,エネルギーは各栄養素とは異なることに注意する必要がある.各栄養素については,「**摂取不足の回避**」「**過剰摂取による健康障害の回避**」「**生活習慣病の発症予防**」という 3 つの目的に対して,5つの指標(**推定平均必要量,推奨量,目安量,耐容上限量,目標量**)が設定されている.それに対して,エネルギーに関しては,日本人の食事摂取基準(2015 年版)から,BMI または体重変化量が指標とされた(**図 2-12,表 2-16**).

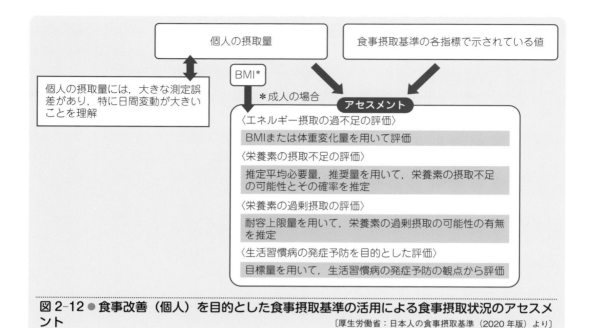

図 2-12 ● 食事改善（個人）を目的とした食事摂取基準の活用による食事摂取状況のアセスメント

〔厚生労働省：日本人の食事摂取基準（2020 年版）より〕

表 2-16 ● 個人の食事改善を目的として食事摂取基準を活用する場合の基本的事項

目 的	用いる指標	食事摂取状況のアセスメント	食事改善の計画と実施
エネルギー摂取の過不足の評価	体重変化量 BMI	● 体重変化量を測定 ● 測定された BMI が，目標とする BMI の範囲を下回っていれば「不足」，上回っていれば「過剰」のおそれがないか，他の要因も含め，総合的に判断	● BMI が目標とする範囲内に留まること，またはその方向に体重が改善することを目的として立案 （留意点）おおむね 4 週間ごとに体重を計測記録し，16 週間以上フォローを行う
栄養素の摂取不足の評価	推定平均必要量 推奨量 目安量	● 測定された摂取量と推定平均必要量および推奨量から不足の可能性とその確率を推定 ● 目安量を用いる場合は，測定された摂取量と目安量を比較し，不足していないことを確認	● 推奨量よりも摂取量が少ない場合は，推奨量をめざす計画を立案 ● 摂取量が目安量付近かそれ以上であれば，その量を維持する計画を立案 （留意点）測定された摂取量が目安量を下回っている場合は，不足の有無やその程度を判断できない
栄養素の過剰摂取の評価	耐容上限量	● 測定された摂取量と耐容上限量から過剰摂取の可能性の有無を推定	● 耐容上限量を超えて摂取している場合は耐容上限量未満になるための計画を立案 （留意点）耐容上限量を超えた摂取は避けるべきであり，それを超えて摂取していることが明らかになった場合は，問題を解決するために速やかに計画を修正，実施
生活習慣病の発症予防を目的とした評価	目標量	● 測定された摂取量と目標量を比較．ただし，発症予防を目的としている生活習慣病が関連する他の栄養関連因子および非栄養性の関連因子の存在とその程度も測定し，これらを総合的に考慮したうえで評価	● 摂取量が目標量の範囲に入ることを目的とした計画を立案 （留意点）発症予防を目的としている生活習慣病が関連する他の栄養関連因子および非栄養性の関連因子の存在と程度を明らかにし，これらを総合的に考慮したうえで，対象とする栄養素の摂取量の改善の程度を判断．また，生活習慣病の特徴から考えて，長い年月にわたって実施可能な改善計画の立案と実施が望ましい

〔厚生労働省：日本人の食事摂取基準（2020 年版）より〕

一方，具体的な数値としては，**推定エネルギー必要量**（kcal/ 日）がある．これについて，日本人の食事摂取基準（2020 年版）では，「エネルギー必要量は重要な概念である．しかし，無視できない個人間差が存在し，そのため，性・年齢区分・身体活動レベル別に単一の値として示すことは困難である」と述べたうえで，推定エネルギー必要量は参考表として提示されている．

a）成人の場合

エネルギー摂取量のアセスメントには，エネルギー出納の正負を評価するために，**BMI** または**体重変化量**を指標として使う．その理由としては，食事調査などで測定されたエネルギー摂取量と**二重標識水**など各種の方法で測定されたエネルギー消費量は，まったく異なる測定方法を用いており，それぞれ固有の測定誤差を有し，両者を比較して個人レベルのエネルギーの収支バランスやエネルギー必要量を推定するのは困難なためである（本章「4. エネルギー摂取基準策定の科学的根拠」参照）．

成人の場合，当面目標とする BMI の範囲が示された（表 2-9）．これは，観察疫学研究における BMI と総死亡率，疾患別発症率等との関連，および日本人の BMI の実態などから総合的に判断された結果である．なお，2020年版ではフレイルの予防が重要な観点として検討されたが，「当面目標」として 65〜74 歳および 75 歳以上の BMI の範囲は 21.5〜24.9 kg/m² とされた．

また，個人における適切なエネルギー摂取量としては，エネルギー消費量とのバランスの結果と考えられる体重変化を把握し，摂取量の現状評価と改善に向けた計画を立てることが現実的である（**図 2-13**）．その際，エネルギー摂取制限と体重減少との関係は，理論的にも単純な出納にはならないことに留意する必要がある．すなわち，たとえば 1 日 100 kcal のエネルギー摂取量を減らせば，1 日 14.3 g 体重が減少（脂肪細胞 1 g がおおよそ 7 kcal

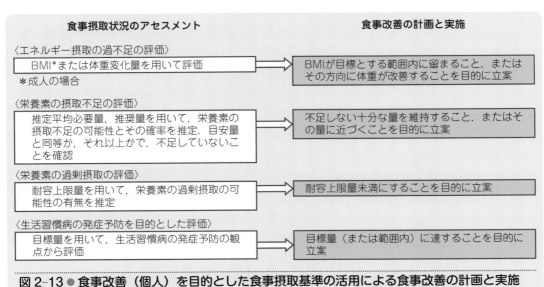

図 2-13 ● 食事改善（個人）を目的とした食事摂取基準の活用による食事改善の計画と実施
〔厚生労働省：日本人の食事摂取基準（2020 年版）より〕

を有すると仮定）し，1年間では5.21 kgの体重減少が見込めるというものではなく，体重は徐々に減りにくくなる（図2-4）．そのようなことから，体重の減少または増加をめざす場合には，おおむね4週間ごとに体重を測定記録し，16週間以上のフォローを行うことが留意点として示されている．

b）高齢者の場合

高齢者では，**フレイルの予防**という観点から，身体活動量をできるだけ低下させないことと，たんぱく質をはじめとする栄養素の摂取を充足させることが重要となる．すなわち，基礎代謝量や身体活動レベルの低下に見合ったエネルギー摂取量により，結果的に体重減少がない，あるいはBMIが適正な範囲にあればよいということだけではなく，より積極的に身体活動量を維持し，エネルギー，たんぱく質等の摂取量を十分なものにすることが必要である．また，高齢者では，脊柱や関節の変形により身長が短縮するので，結果としてBMIが高く算出される（低栄養状態が過小評価される）ことにも留意する．

c）乳児・小児の場合

乳児・小児の場合は，成長期にあり，成人と同様の判断はできない．したがって，**成長曲線**（身体発育曲線）に照らして，成長の程度を確認し，個々に判断していく．一時点での肥満ややせの判定よりも，一定期間における成長の状況（成長曲線に沿って推移，下方や上方に離れてきている，近づいてきている等）を確認することが大切である．

❷栄養素の摂取不足のアセスメントと食事改善の計画・実施

a）食事摂取状況のアセスメント（図2-12，表2-16）

栄養素の摂取不足のアセスメントと食事改善のためには，推定平均必要量と推奨量が用いられる．なお，これらが設定できない場合の代替指標が目安量である．

推定平均必要量，推奨量が設定されている場合には，不足のリスクに関して"確率的な判定"が可能である．**習慣的な摂取量**が推定平均必要量および推奨量に等しい場合，理論的には不足の確率がそれぞれ50％，2〜3％に相当するということから判断を下す．具体的には，習慣的な摂取量が推定平均必要量を下回っている場合（個人）では問題が大きく，適切な対応が必要である．一方，習慣的な摂取量が推奨量近くかそれより上回っている場合は，不足のリスクは少ない（安心してよい）と考えることができる．

一方，推定平均必要量，推奨量を設定することができない場合，目安量が登場する．目安量は，不足状態を示す者がほとんど存在しない集団における摂取量の中央値を用いて設定される場合が多く，上述のような"確率的な判断"はできない．このような限界のために，あいまいな判断とならざるを得ない．すなわち，習慣的な摂取量が目安量以上の場合は不足しているリスクは非常に低いと判断できるが，摂取量が目安量に満たない場合には不足の有無やそのリスクを示すことはできない．

b）食事改善の計画と実施（図2-13，表2-16）

仮に摂取量が推奨量よりも若干低い場合，理論的には不足の確率は2〜

表2-17 ● 推定平均必要量の設定に当たっての基準（考え方）

推定平均必要量の設定の基準	該当する栄養素
a. 集団内の半数の者に不足または欠乏の症状が現れうる摂取量	ビタミンA，ナイアシン，ビタミンB12，葉酸，ナトリウム，ヨウ素，セレン
b. 集団内の半数の者で体内量が維持される摂取量	たんぱく質，ビタミンB6，カルシウム，マグネシウム，亜鉛，銅，モリブデン
c. 集団内の半数の者で体内量が飽和している摂取量	ビタミンB1，ビタミンB2
x. 上記以外の方法で推定平均必要量を設定	ビタミンC，鉄

〔厚生労働省：日本人の食事摂取基準（2020年版）をもとに作成〕

3%を少し超える程度である．しかし，個々人の差が分からないので，不足のリスクを回避するためには，推奨量をめざす計画を立案することが必要となる．特に，カルシウムや一部のビタミン等，摂取量が推奨量よりもかなり低い場合には，摂取量の現状値を増やすための方策が必要となる．特に，推定平均必要量よりも低いような場合（不足の確率が50%以上）では，不足により健康障害を回避するためにも，摂取量を増やすことが重要となる．

なお，「摂取量不足＝欠乏症」ではないことにも留意が必要である．推定平均必要量の策定の項でも述べられているように，各栄養素の基準設定における根拠（すなわち，不足に関わる事の重大さ）を理解しておくことも重要である（**表2-17**）．たとえば，ビタミンB1は，体内の飽和量をもって推定平均必要量が定められており，これは脚気（＝欠乏症）が出現するリスクが生じる量よりもかなり高いとされている．すなわち，表2-17において，aに該当する栄養素では，**推定平均必要量を下回ることはあってはならず**，**推奨量をめざした食事改善をより厳格に行う必要がある**．いずれにしても摂取量と推定平均必要量や推奨量を単純に比較して判断するのではなく，エネルギーや他の栄養素の摂取状況，ならびに臨床症状や検査データ等を考慮し，また摂取量を高めることが実際に可能かどうかも勘案しながら，総合的に判断する．

推定平均必要量および推奨量が設定されていない場合には**目安量**を用いるが，目安量付近かそれ以上であれば，現在の摂取量を維持させる．また，目安量を大幅に下回っている場合には，エネルギーやその他の栄養素の摂取状況，臨床症状や検査データ等を総合的に検討し，実際に当該の栄養素摂取量を増やすことが可能かどうかも勘案しながら，食事改善を進める．なお，摂取量が目安量を若干下回る程度の状況の場合，不足の有無やそのリスクの判断は困難であるが，暫定的には目安量に近づくように摂取量を高めることが必要となろう．

❸栄養素の過剰摂取のアセスメントと食事改善の計画・実施

過剰摂取による健康障害を防ぐためのアセスメントと食事改善には，耐容上限量を用いる．ただし，耐容上限量の設定を目的としてヒト試験を行うことは倫理的な理由などから不可能で，偶発的に発生した事故事例などの報告を根拠として，耐容上限量が定められている．したがって，科学的根拠が不

食事摂取基準のOとE
栄養学は，「何をどれだけ食べる（E：exposure曝露）と，体のなかで何が起こる（O：outcome）か？」ということを科学的に証明する．その結果を踏まえ，適切なEを示すのが「食事摂取基準」である．つまり，Oという前提があってE（例：推定平均必要量）が決まる．このOは栄養素によって異なる．たとえば，たんぱく質では「良質たんぱく質の窒素平衡維持量」（欠乏量基準）であり，ビタミンB1では「尿中ビタミンB1排泄量の変曲点」（飽和量基準）である．また，同じ栄養素であっても，Oが異なれば（ビタミンB1で言えば脚気の予防），おのずとEの値も変わることになる．

十分であり，そのために設定されていない栄養素がある．特に小児では成人において設定されていても，設定されていない栄養素（例：カルシウム，マグネシウム，リン，亜鉛，銅，マンガン，クロム，モリブデン）も多い．そのように耐容上限量が設定されていない乳幼児では，よりいっそう摂取過剰に注意すべきである．

また，葉酸およびマグネシウムでは，通常の食品以外の食品からの摂取について耐容上限量が設定されているため，サプリメント等からの摂取の際に留意が必要である．

a) 食事摂取状況のアセスメント（図 2-12，表 2-16）

習慣的な摂取量が**耐容上限量**を超えている場合には，過剰摂取による健康障害が発生するリスクが0（ゼロ）よりも大きいと考えられる．ただし，日間変動が特に大きな栄養素（例：ビタミンA，ヨウ素）などでは，1日の摂取量が耐容上限量を超えることは少なくない．したがって，過剰摂取を疑った場合には，これらの栄養素を多く含む食品の摂取が習慣的にも多くないかどうかを確かめる．なお，日間変動が大きな栄養素について，習慣的な摂取量を測定・評価するには多くの日数の食事調査が必要となるので，まずは過剰摂取につながりやすい特定の食品（群）について把握することが現実的である．また，**サプリメント，栄養機能性食品**等の栄養素が添加された食品，薬剤などからの栄養素摂取量を把握することも重要である．

また，耐容上限量の算定において使用された**不確実性因子**（UF）は，観察あるいは実験的データの根拠の種類に応じて，栄養素によって1（ビタミンEなど）〜30〔鉄（小児）〕と幅が広い．たとえば，ヒトを対象として通常の食品を摂取した報告に基づく場合には，NOAEL（p54 参照）をUF1〜5で除して，耐容上限量が算定される．一方，ヒトを対象としてサプリメントを摂取した報告に基づく場合，または動物実験や in vitro の実験に基づく場合には，LOAEL（p54 参照）をUF10で除して，耐容上限量が算定される．このような策定のロジックも併せて理解し，過剰摂取のリスクの評価を総合的に行う必要がある．

b) 食事改善の計画と実施（図 2-13，表 2-16）

耐容上限量を超えて摂取している場合には，それ未満にするための計画を立てる．耐容上限量を超えた摂取は避けるべきであり，それを超えて習慣的に摂取していることが明らかとなった場合は，問題を解決するために速やかに計画と修正し，改善すべきである．また小児などで，耐容上限量が設定されていない場合には，成人の場合よりもいっそう摂取過剰に注意すべきであり，サプリメント等の使用により耐容上限量を超えないようにすべきである．

❹生活習慣病の予防を目的としたアセスメントと食事改善の計画・実施

生活習慣病の予防を目的としたアセスメントと食事改善には，目標量を用いる．ただし，生活習慣病は食事（栄養素摂取量の多寡）のみでリスクが決まるわけではないので，他の**リスク因子**[注]（例：高血圧に対する肥満，運動

リスク因子

有害な事象（健康障害の発生，疾病の罹患など）が生じる確率に影響を及ぼす因子のことをいう．たとえば，飽和脂肪酸の摂取過剰はただちに心筋梗塞を引き起こすわけではないが，長期的に摂取過剰の状態にある人では，そうでない人と比べて，心筋梗塞に罹患する確率が高いことがコホート研究などで明らかにされている．すなわち，飽和脂肪酸の摂取過剰は，心筋梗塞の「リスク因子」である．

不足，アルコールの過剰摂取等）を併せて考慮する必要がある．したがって，血圧の高い人に対して，ナトリウム（食塩相当量）の目標量だけを厳しく守らせるような指導は適切ではない．また，栄養素の摂取不足あるいは過剰摂取による健康障害に比べると，生活習慣病は長い期間を経て発症するので，より長期の年月（数年以上から生涯）を見据えた対応を考える．

a) 食事摂取状況のアセスメント（図 2-12，表 2-16）

目標量には，上限が示されているもの（例：飽和脂肪酸，ナトリウム），下限が示されているもの（例：食物繊維，カリウム），範囲で示されているもの〔例：たんぱく質，脂質，炭水化物（主要栄養素バランスとして）〕がある．生活習慣病およびそれらのリスク因子（＝**アウトカム**）も多様なので，各栄養素に関して目標量の策定根拠となった研究のアウトカムを確認することも，活用上重要である．たとえば，循環器疾患予防のために適切な脂質摂取量や PFC バランス（主要栄養素バランス）等についても，背景として肥満があるかどうかによって，リスクの程度などが異なってくる．

上限・下限や範囲などの数値決定において，リスクの程度は連続的に変化するため，明確な境目（＝**閾値**）があるわけではない．実際には，目標量の設定において，ナトリウム（上限），食物繊維およびカリウム（下限）は，生活習慣病リスクを十分に低減させるために望ましい量と，現実的な摂取量との間に大きなギャップがあるため，両者の中間的な値をもって当面の目標としている．これらのことを踏まえて，生活習慣病の予防という観点から，各栄養素の摂取についてのアセスメントを行う．

また，たんぱく質については，摂取不足を回避するための推定平均必要量と推奨量に加えて，エネルギー産生栄養素バランスとしての目標量が設定されている．カリウムについては，摂取不足を回避するための目安量に加えて，高血圧予防という観点から目標量が設定されている．このような複数の指標間の関連についても，活用に際しては確認する必要がある．

b) 食事改善の計画と実施（図 2-13，表 2-16）

生活習慣病の発症予防という観点からは，まず各栄養素の摂取量を目標量（または範囲内）の値となるように食事改善計画を立て，実施する．一方，高血圧症，脂質異常症，糖尿病，慢性腎臓病等，疾患ごとの予防や治療のガイドラインにおいても，具体的な食事推奨量等が示されている．したがって，特にこれらの疾患を有している対象については，臨床的な状況や他のリスク因子等を総合的にアセスメントしたうえで，栄養療法，食事改善の計画と実施を行っていく．

なお，**食事性コレステロール**については，旧来動脈硬化性疾患予防という観点から推奨されていた摂取量上限（例：300 mg/ 日）は，米国においても削除された．一方，日本人の食事摂取基準（2020 版）では「疫学研究の多くにおいてコレステロール摂取量（又は卵摂取量）と心筋梗塞など循環器疾患の発症率及び死亡率との間に有意な関連が観察されなかったとしても，これをもってコレステロール摂取量の上限を設けなくてもよいとは言えない」としつつ，「循環器疾患予防（発症予防）の観点からは目標量（上限）を設けるのは難しいと考え，設定しない」とされている．また，n-6 系脂肪酸や

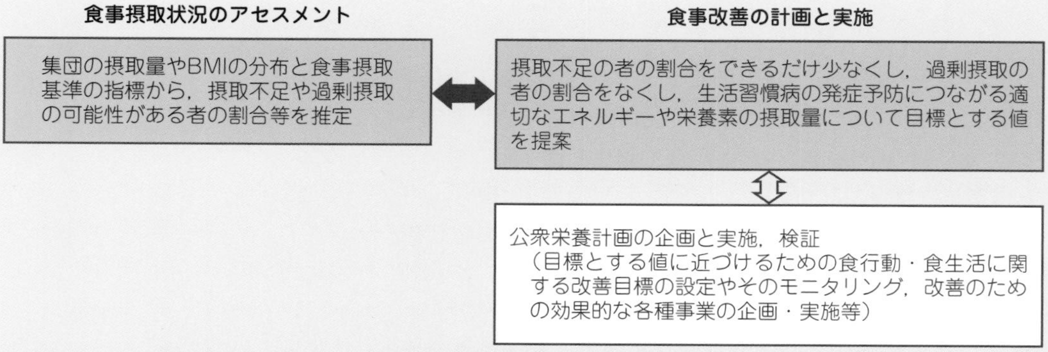

図 2-14 ● 集団の食事改善を目的とした食事摂取基準の活用の基本的概念

〔厚生労働省：日本人の食事摂取基準（2020 年版）より〕

EPA および DHA 等の n-3 系脂肪酸に関しても，日本人の食事摂取基準（2020 版）では，目標量の算定ための根拠が不十分とされ，「動脈硬化性疾患予防ガイドライン 2017」とは異なる推奨となっている．

これらの科学的根拠の整理（系統的レビューやメタアナリシス）の結果やその解釈の動向を踏まえながら，生活習慣病予防のための食事改善計画を考えていく必要がある．

3）集団の食事改善を目的とした活用

集団，すなわち多数の個人により構成され，個別の栄養アセスメントとそれに基づく個別の食事改善を行っていない場合には，集団全体の摂取量の分布から，摂取不足や過剰摂取の可能性のある者の割合等を推定する．その際の基本的概念を図 2-14 に示す．また，エネルギーについては，すでに個人の食事改善を目的とした活用で解説したように，BMI に基づきアセスメントと計画を行う．なお，目標とする栄養素摂取量や BMI に近づけるためには，その背景となる食行動・食生活，ならびに身体活動等について，それぞれの改善目標を設定し，変化をモニタリングしながら，公衆栄養的な観点から必要な対策を行っていくことが必要となる．

❶食事摂取状況のアセスメント（図 2-15）

図 2-15 では，「食事改善（個人）」では記載がなかった下記に着目していただきたい．「摂取量がどういう分布であるかを考慮することの重要性を理解」「摂取量と必要量の相関関係，必要量の分布が正規分布であるか，摂取量の分散と必要量の分散のどちらが大きいか，その特徴を理解」である．これらが前提となって，集団における食事摂取状況のアセスメントに関してもっとも重要である「カットポイント法」の理解と活用につながる．

a）栄養素の摂取不足の評価（表 2-18）

結論として重要なことは，摂取量の分布から，推定平均必要量を下回る者の割合を算出するということである．ここで，推奨量ではなく推定平均必要量を用いること，そしてカットポイント法という単純な手法がなぜ成り立つ

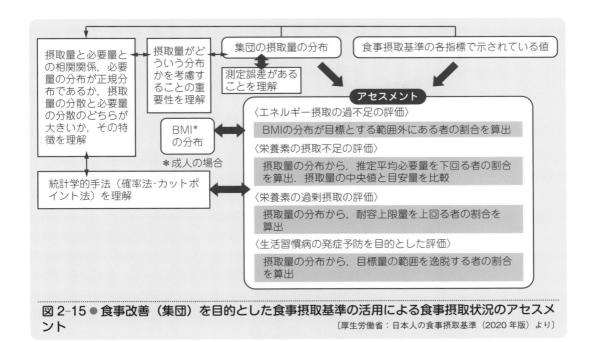

図2-15●食事改善（集団）を目的とした食事摂取基準の活用による食事摂取状況のアセスメント

〔厚生労働省：日本人の食事摂取基準（2020年版）より〕

表2-18●集団の食事改善を目的として食事摂取基準を活用する場合の基本的事項

目 的	用いる指標	食事摂取状況のアセスメント	食事改善の計画と実施
エネルギー摂取の過不足の評価	体重変化量 BMI	●体重変化量を測定 ●測定されたBMIの分布から，BMIが目標とするBMIの範囲を下回っている，あるいは上回っている者の割合を算出	●BMIが目標とする範囲内に留まっている者の割合を増やすことを目的として計画を立案 （留意点）一定期間をおいて2回以上の評価を行い，その結果に基づいて計画を変更し，実施
栄養素の摂取不足の評価	推定平均必要量 目安量	●測定された摂取量の分布と推定平均必要量から，推定平均必要量を下回る者の割合を算出 ●目安量を用いる場合は，摂取量の中央値と目安量を比較し，不足していないことを確認	●推定平均必要量では，推定平均必要量を下回って摂取している者の集団内における割合をできるだけ少なくするための計画を立案 ●目安量では，摂取の中央値が目安量付近かそれ以上であれば，その量を維持するための計画を立案 （留意点）摂取量の中央値が目安量を下回っている場合，不足状態にあるかどうかは判断できない
栄養素の過剰摂取の評価	耐容上限量	●測定された摂取量の分布と耐容上限量から，過剰摂取の可能性を有する者の割合を算出	●集団全員の摂取量が耐容上限量未満になるための計画を立案 （留意点）耐容上限量を超えた摂取は避けるべきであり，超えて摂取している者がいることが明らかになった場合は，問題を解決するために速やかに計画を修正，実施
生活習慣病の発症予防を目的とした評価	目標量	●測定された摂取量の分布と目標量から，目標量の範囲を逸脱する者の割合を算出する．ただし，発症予防を目的としている生活習慣病が関連する他の栄養関連因子および非栄養性の関連因子の存在と程度も測定し，これらを総合的に考慮したうえで評価	●摂取量が目標量の範囲に入る者または近づく者の割合を増やすことを目的とした計画を立案 （留意点）発症予防を目的としている生活習慣病が関連する他の栄養関連因子および非栄養性の関連因子の存在とその程度を明らかにし，これらを総合的に考慮したうえで，対象とする栄養素の摂取量の改善の程度を判断．また，生活習慣病の特徴から考え，長い年月にわたって実施可能な改善計画の立案と実施が望ましい

〔厚生労働省：日本人の食事摂取基準（2020年版）より〕

のかを理解することが必要である.

　本項の冒頭で述べたように, 食事摂取基準のうち, 特に推定平均必要量と推奨量の理論的背景である確率の概念が登場した理由は, 「個々人の必要量は分からない」ということである. 摂取量, 特に習慣的な摂取量を把握することもたいへんな作業であるが, 測定した摂取量に対して推定平均必要量と推奨量を用いて個人を評価するためには, 図2-3の概念により不足のリスクを判定する.

　一方, 集団においては, 集団全体としての摂取量分布は多数の人に対する食事調査で調べることができるが, 基本的に個々人についての評価・判定はしないものと考える. そのような状況で集団における食事摂取状況の評価を行うための方法が**図2-16**に示されている.

　この図では, 2つの分布形が示されている. まず, 実線は対象集団における摂取量分布 (平均値96 g/日の正規分布と仮定) である. この図では必要量の分布は示されていないが, 推定平均必要量を65 g/日, 推奨量を101 g/日とすると, 摂取量＝推定平均必要量の場合 (図中の縦の点線) では, 対象集団の50％が摂取不足となる (すなわち, 図中の縦の点線の中点). 確率法においては, 図中の縦の点線をX軸に沿ってスライドさせた場合に, 必要量の分布が正規分布に従うと仮定すると, X＝推奨量 (この図では101 g/日) では, 集団の2～3％が不足し, Xが低くなるにつれてその割合が高くなり, X＝推定平均必要量 (この図では65 g/日) では, 集団の50％が不足し, Xが低くなるにつれてその割合さらに高くなる. そのような作業の結果, 不足者の分布を描くと図中の青色の点線の分布のようになる. このような計算作業も実は難しいものではないが, そもそも現実的に確率法が利用可能な条件が整うことはまれであるとされている.

　図2-17では, カットポイント法がなぜ成り立つのかについて説明がなされている. その前提の一つが「個人が自分の必要量を知り得ないと仮定する

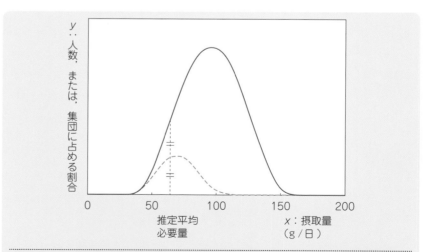

図2-16 ● 集団における食事摂取状況の評価を行うための方法 (確率法) の概念
〔厚生労働省：日本人の食事摂取基準 (2020年版) より〕

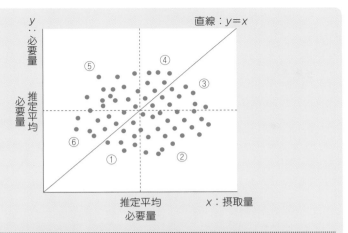

図2-17 ● 集団における食事摂取状況の評価を行うための方法（カットポイント法）の概念

個人が自分の必要量を知り得ないと仮定すると，集団における摂取量と必要量の関連はない．この仮定はエネルギーを除いて成り立つものと考えられる．次に，摂取量と必要量のそれぞれの分布がともに正規分布に従うと仮定し，摂取量の平均値が推定平均必要量付近にあると仮定すると，不足している者は直線 $y＝x$ と y 軸で囲まれた部分に存在し，不足していない（充足している）者は直線 $y＝x$ と x 軸で囲まれた部分に存在することになる．さらに，$x＝$推定平均必要量と $y＝$推定平均必要量という直線を加えると，全ての領域は六つの者（①～⑥）に分かれる．すなわち，不足している者は領域④＋⑤＋⑥に存在する．ところで，領域①と領域④に存在する人数はほぼ同じになると考えられるため，不足している人数は領域①＋⑤＋⑥に等しい．これは，摂取量が推定平均必要量に満たない者の人数に他ならない．

なお，カットポイント法では，集団における特定の誰が必要量を満たしているのか，あるいは，満たしていないのかを判定できないことに留意しておく必要がある．

〔厚生労働省：日本人の食事摂取基準（2020年版）より〕

と，集団における摂取量と必要量の関連はない」ということである．次いで「摂取量と必要量のそれぞれの分布が**正規分布**に従う」ということである．しかし，ビタミンAや月経のある女性の鉄などでは必要量の分布型が不明であり，仮に必要量の分布が正規分布に従うとしても他の事項への配慮がさらに必要と考えられるなど，カットポイント法の適用が難しい栄養素があることにも留意すべきである．また，集団における特定の誰が必要量を満たしているのか，あるいは満たしていないかの判断はできないことも重要なポイントである．

　さらに，集団の食事評価としては，国民健康・栄養調査など，1日間のみの食事を調査することも多く，そのような場合には本来知りたい**習慣的な摂取量の分布**よりも分布形が広がることになる（**図2-18**）．たとえば，推定平均必要量が摂取量分布の低いほうに存在する場合には，不足者の割合（図のB）を過大に推定することになってしまう．一方，ナトリウム（食塩相当量）のように，目標量の上限を超える者（＝ハイリスク者）の割合を評価する場合には，1日調査では過少に推定することになる．

　目安量が設定されている場合には，摂取量の中央値と目安量を比較して不足していないことを確認するが，その場合には，集団の摂取量分布に対して"確率的な判断"ができないので，ハイリスク者がどの程度いるかを判断す

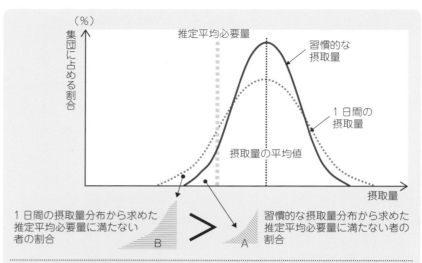

図 2-18 ● 習慣的な摂取量と 1 日間の摂取量の分布と，推定平均必要量に満たない者の割合の違い

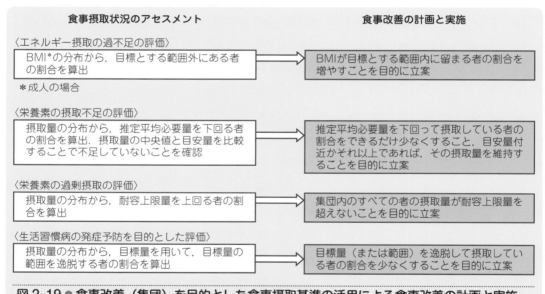

図 2-19 ● 食事改善（集団）を目的とした食事摂取基準の活用による食事改善の計画と実施

〔厚生労働省：日本人の食事摂取基準（2020 年版）より〕

ることは困難となる.

b）その他の事項（エネルギー摂取，栄養素の過剰摂取，生活習慣病の発症予防）についての評価（表 2-18）

　表 2-18 に示されるとおり，個人に対するアセスメントと同じ指標を用いて，集団の分布のうちそれぞれの数値や範囲を逸脱する者の割合を算出することとなる. すでに述べたとおり（図 2-18），集団における習慣的な摂取量の分布を把握し，評価することが重要となる.

❷食事改善の計画と実施（図2-19）

　図2-19は，すでに述べた集団における食事摂取状況のアセスメントの結果を受けて，各指標を逸脱するハイリスク者をできるだけ少なくするように食事改善の計画と実施を行うことを整理したものである．目的別の方法や各指標の活用方法については，表2-18のとおりである．

　最後に，集団の摂取量分布を把握し，推定平均必要量（および必要量の分布）と比較し，食事摂取状況のアセスメントおよび食事改善の計画・実施を行ううえでの留意事項を述べる．2005年に「食事摂取基準」（Dietary Reference Intakes；DRIs）として初めてわが国で示されて以降，集団の摂取量平均については，旧来「栄養所要量」との比として充足率が用いられてきたために，現在でも同様の誤用（集団平均値≧推奨量　すなわち充足率≧100%であればOKと考える）が散見される（図2-20）．すでに述べたように，集団におけるアセスメントやそれに引き続く改善については，栄養素の不足を回避する目的では，推定平均必要量を用いて，摂取量分布から評価す

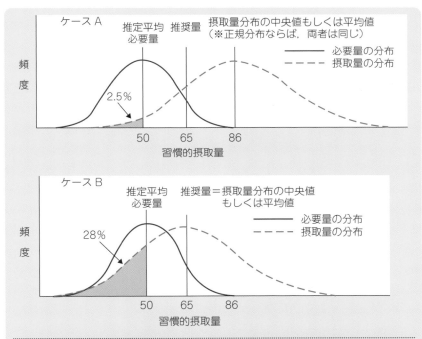

図2-20 ● 集団における習慣的摂取量の分布と推定平均必要量および推奨量との関連

注）網掛けの面積（%）は，不足となる者の割合を示している．各数値は例示のためのものである．また，必要量の分布と比べて，摂取量の分布の幅が広いことにも留意．
A：集団における不足者の割合を2.5%程度に抑えるという点から，このような状態が望ましい．
B：「充足率＝100%」という状況，すなわち平均摂取量＝推奨量の場合でも，推定平均必要量カットポイント法（注：必要量が正規分布に従い，かつ摂取量と必要量が相関しないという前提が必要）では，集団におけるかなりの割合（ここでは28%）が不足となる．すなわち，大いに問題がある状況といえる．さらに，摂取量の分布が正規分布ではなく，平均値が大きな外れ値の影響を受ける場合（例：ビタミンA）では，充足率を用いることはさらに深刻な誤りにつながる．

る必要がある．ただし，このような集団の習慣的摂取量の分布を前提とした
アセスメントにおいては，どのように習慣的摂取量を知るかが引き続きの課
題である．

Chapter

3

食事摂取状況の
アセスメント

学修到達ポイント

　栄養状態を評価するための基礎データとなる食事調査法について，その種類と特徴を理解し，対象や目的に応じた調査法を選択・適用するとともに，得られたデータを解析し，考察する力を身につける.
- ●食事調査の意義と目的について説明できる.
- ●食事調査法の種類，方法（陰膳法，食事記録法，写真による食事調査，24 時間思い出し法，食物摂取頻度調査法，食事歴法，生体指標など），特徴（長所・短所）について説明できる.
- ●各種食事調査法の基本技術や留意点を理解できる.
- ●各種食事調査法の妥当性や精度等について説明できる.
- ●食事調査で得られたデータを分析し，考察して栄養状態を評価できる.

　食事調査は，ふだんの（習慣的な）食事摂取量を把握するための重要な技法である. 食事の内容や摂取量（いつ，どこで，誰と，何を，どのように食べているか）を調べることで，個人や集団の食事の傾向，問題点が明らかとなる. その結果を食事摂取基準と比較検討することで，個人や集団の栄養素摂取量が望ましい摂取量の範囲に入っているかどうかを評価するための項目として用いる.

　本章では，食事調査の種類と適用方法を学び，食事摂取基準を活用する際の基礎知識を習得する.

1. 食事調査の意義と目的

1）食事調査の意義

❶食事調査とは

　食事調査^注（diet survey）は，人の食事摂取状況や栄養状態を把握するために行われる.

　日々の生活習慣は，幼少の頃からの地域の環境，家庭環境，社会習慣，宗教などの影響を受けて形成される. 生活習慣のなかでも，食生活・食習慣は，人間にとって生活の基本であり，健康で幸せな生活を営むために欠かせないものである. 同時に，食生活・食習慣は，メタボリックシンドロームをはじめ，心疾患，脳血管疾患，がんなどの生活習慣病の発症の**危険因子**にもなる. 厚生労働省の死因別死亡総数に占める割合（2019 年）（**表 3-1**）によ

食事調査

疾病の原因を探る疫学，食習慣の改善を図る栄養教育の 2 つの目的がある. 毎年行われている国民健康・栄養調査は国の政策の基礎資料であり，食事調査に基づいている.

表3-1 ● 主な死因別死亡総数に占める割合

死　因	割合（%）
悪性新生物	27.3
心疾患	15.0
老　衰	8.8
脳血管疾患	7.7
肺　炎	6.9
誤嚥性肺炎	2.9
不慮の事故	2.8
腎不全	1.9
その他	26.7

〔厚生労働省：令和元年（2019）人口動態統計．2020 より〕

疫学

人間集団におけるさまざまな健康問題の広がり方（分布）と健康問題（疾病等）に与える影響を明らかにし，その対策に役立てるための学問である．

栄養疫学

疫学のなかで，特に栄養・食事を疾病の原因として研究するものをいう．栄養疫学は，食事調査の難しさや，食事・栄養と疾病の関連を見出すことの困難さから，研究途上であり，これから期待される分野である．

医療分野での食事調査

病院等では入院患者に食事を提供しているので，どれだけ食べたかという喫食量が分かれば，食事摂取量を算出できる．残菜量（食べ残した量）を見て管理栄養士・栄養士が喫食量を測定または推量する方法があるが，人員不足などから多くの現場では，他職種が簡易喫食率調査表に「10（割）」「1/3」などの喫食率を記入する調査法を実施している．

ると，悪性新生物（がん），心疾患，脳血管疾患，加えて慢性腎臓病（chronic kidney disease；CKD）の重症化による腎不全を合わせると51.9%となっており，5割以上は生活習慣病が原因で亡くなっているのが現状である．

　生活習慣病をはじめとする疾病の原因を探るのが**疫学**[注]（epidemiology）であり，特に食事・栄養素摂取状況からの疫学を**栄養疫学**[注]（nutritional epidemiology）という．

　栄養・食と疾病の関連を探る栄養疫学における主要な調査方法が食事調査であり，栄養疫学を行ううえで，根幹をなす技法である．栄養疫学では，日常的な食事摂取（dietary intake），栄養素摂取状況を調べることで，疾病との関連を見出していくため，それに適した食事調査法が行われる．**食事記録法**，**24時間思い出し法**，**食物摂取頻度調査法**，**食事歴法**などである．栄養疫学における食事調査は，個人や集団など，その対象の特性に応じた適切な食事調査法を選択することが重要である．たとえば，高齢者や傷病者，低年齢者を対象とした場合，食事や食品を思い出すことは困難であるため，24時間思い出し法は適さない．この場合，食事提供者による食事記録法や，食品を化学分析する**陰膳法**などを用いることが望ましい．

　栄養ケア・マネジメントの実践現場においては，個人や集団の食事摂取や栄養素摂取状況，食習慣，食行動をアセスメントして，問題点を抽出するために食事調査が行われる．医療分野においては，特定の病気の患者に対して，病気が改善するよう，食べ方や食習慣などを変容させるための**栄養介入**が必要である．そのため食事調査は，問題点を把握するため，患者との面接中にフードモデルや料理の写真を用いながら24時間思い出し法を行ったり，3日間の食事記録を提出してもらうことが多い．これらの方法は，問題点を抽出するには適しているが，患者の真の習慣的な栄養素摂取量を正確に表しているとは限らないことに留意する．人の食事には，**日間変動**（day-to-day variation）があるためである．この点を考慮に入れたうえで，朝食欠食や夜遅くに食事をとる，揚げ物の摂取が多いなどの「**食事摂取パターン**」や「**食行動**」，「**食事観**」の問題点を探索することに重きを置けば，これらの食事調査法を用いる価値は高まる．

❷栄養素との関連

食事調査においては，人がどのような食事を食べ，そしてどれだけの量の食事をとったかの食事摂取状況が明らかにされる．そこからさらに，食べた料理や食品に含まれる栄養素を計算することで，栄養素摂取状況を知ることができる．栄養素の計算のためには，個々の食品に含まれる栄養素のデータベースが必要である．

食品のデータベースの代表的なものが，文部科学省による「日本食品標準成分表 2020 年版（八訂）」である．食品成分表の掲載数は 2,478 食品であるが，調べたい食品や成分がすべて載っているわけではない．食事調査で分かった食品から栄養素量を算出するためには，食品データベースの信頼性が重要となり，成分を直接分析する陰膳法以外の食事調査法は，データベースの選択や構築が，食事調査の信頼性を左右することになる．

2) 食事調査の目的

❶疫学での食事調査

栄養疫学分野は，「多様な**食事性因子**が人の疾病や健康関連の諸問題の出現に影響を与える可能性がある」という概念への関心から発展してきた．疫学とは，「明確に規定された人間集団のなかで出現する健康関連のいろいろな事象の頻度と分布およびそれらに影響を与える要因を明らかにして，健康関連の諸問題に対する有効な対策樹立に役立てるための科学」と定義される．

栄養疫学分野の研究では，多くの必須栄養素を特定するために，200 年以上にわたって基本的な疫学の手法が用いられてきた．栄養・食事要因と健康の関連についての知見は，依然として不十分なものであり，疫学研究での食事調査は，栄養状態によって影響を受けると仮定される疾患（がんや生活習慣病に限らずさまざまな病気）と**曝露要因**との関連性を明らかにするために行われる．

疫学での食事調査法は目的に応じて選択される（個別の食事調査法についての詳細は，p98「2）食事調査の方法と特徴」を参照）．疫学研究は，対象者に栄養指導・食事介入などを行う**介入研究**と，介入をせずに調査を行う**観察研究**や，個々の報告データを統計的に解析する**メタ・アナリシス**に分けられる（**表 3-2**）．

栄養・食事介入を行う臨床試験では，介入前の習慣的な摂取量を評価するために**食物摂取頻度調査票**（food frequency questionnaire；FFQ）を用いることが多い．介入期間中は，食事記録法（diet record）による客観的な摂取量評価や，24 時間思い出し法などの自己申告により調査される．その際，管理栄養士などの専門職による面接などで精度管理を行う．また，生体指標（血液・尿）は，対象者の記憶や，食品成分表の精度に依存しないという長所があり，食事介入への**アドヒアランス**（順守度）や食事摂取状況をより客観的に評価できる．観察記述的な**サーベイランス**[注]・調査では，経時的な摂

疾病発生状況などの健康関連情報を継続的，系統的に収集・分析・解釈して，その結果を対策の改善に用いる疾病対策システムである．たとえば，感染症サーベイランスでは，インフルエンザや新型コロナウイルス感染症（COVID-19）等感染症の流行状況について，患者の発生情報を統一的な手法で継続的に収集・分析し，得られた情報を疾病の予防と対策のために迅速に還元する．また，院内感染対策サーベイランス（JANIS）は，医療機関における院内感染の発生状況や，薬剤耐性菌の分離状況および薬剤耐性菌による感染症の発生状況を調査し，わが国の院内感染の概況を把握し，医療現場へ院内感染対策に有用な情報の還元等を行うことを目的としている．

表 3-2 ● 疫学研究の種類

Ⅰ. 介入研究
A. 臨床試験 　1. 無作為（ランダム）化 　2. 非無作為化 B. 地域介入

Ⅱ. 観察研究
A. 記述的 　1. サーベイランスや調査（感染症発生動向調査など） 　2. 地域相関研究（エコロジカル研究） B. 分析的 　1. 縦断研究 　　a.1. コホート研究（前向き：食事要因→疾患発症の関連を調査） 　　a.2. ネステッドケースコントロール研究（前向き） 　　b. 症例対象研究（後ろ向き：食事要因←疾患の有無の関連を調査） 　2. 横断研究（食事要因と疾患の有無の関連を同時に調査）

Ⅲ. メタアナリシス，システマティックレビュー

取の傾向を評価するために，調査ごとに食事調査データの収集方法，サンプリング手順，および食品組成データベースが類似していることが理想である．

コホート研究では，曝露要因とする食事要因は，対象集団（コホート）において観察開始時ならびに通常追跡期間中にも継続的に評価され，ある食事要因が将来の病気の発症と関連するかを前向きに調査する．前向きコホート研究では，食物摂取頻度調査，食事記録法，24 時間思い出し法，生体指標などが用いられる．また，観察開始時の生体指標を凍結保存しておくことで，新たな仮説が発生した場合でも，長期間の追跡前向き研究を行うことが可能となる．対象者が多い大規模な観察研究では，食事摂取状況は質問票を用いた自己申告により評価することがほとんどであるため，あらかじめ対象集団において（食事記録法や 24 時間思い出し法と比較した場合の）調査票の妥当性を検証しておくことが重要である．慢性疾患やイベント発症頻度の低い疾患をアウトカムとする大規模な疫学研究では，ネステッドケースコントロール研究（前向きコホート研究のなかで症例対照研究を行う）などのデザインも考慮される．ネステッドケースコントロール研究では，定義されたコホートで発生した疾患の症例が同定され，それぞれについて，症例の疾患発生時ごとに疾患を発症していないコホート内の症例のなかから，指定された数の対照（コントロール）を無作為にマッチングして選定する．

一方，**症例対照研究**では，現在の疾患の状態（症例または対照）に関して個人を分類し，これを過去の（遡及的な）曝露に関連づける．病気との関連を調べる調査は，病気の発症前の食事に関する情報が必要である．24 時間思い出し法など，現在の行動に焦点を合わせた食事調査は，後ろ向きな（レトロスペクティブな）研究において有用ではない．症例対照（後ろ向き）研究では，食物摂取頻度調査と食事歴法が実行可能な選択肢となる．横断研究では，前向きコホート研究と同様の食事調査法を選択できるが，因果の逆転（原因と結果を逆にして解釈してしまうこと）に注意が必要である．介入研究では因果関係について信頼性の高い見解が得られるが，これまで多くの食

事要因と疾患の関係についての知識は，大きく観察疫学研究のデータに基づいており，今後も同様に多くの関係は観察研究において調査されると考えられる．各種食事調査法は長所・短所があり，複数の評価法を組み合わせて，調査手法を最大限に改善させることが重要である．

❷栄養教育・栄養指導における食事調査

栄養教育・栄養指導では，食事調査によって現在の問題点を評価・抽出し，健康改善や病気の治療のために，食習慣や食行動を改善する行動変容を促す指導が行われる．臨床では，対面での24時間思い出し法，数日間の食事記録法，食習慣調査の記入により食事摂取量を評価することが多い．特別な治療食を指示されている患者に対する外来栄養指導では，実際に食べたものではなく，食べるべきものを報告する自己申告バイアスが起こりうるため，可能な限り食事記録法（**秤量法**）が望ましい．患者の記憶・認知機能力を考慮して，食事調査を選択したり，本人が食事を準備していない場合は，食事を準備する人に食事調査票を記入してもらうことも考慮する．

また，高齢者の栄養教育や低栄養予防に関する栄養指導では，歯牙や口腔機能，サプリメントの使用についても評価したり，長年の食事嗜好を考慮したうえで栄養指導することが望ましい．病院や施設などで，食事を提供している場合は，管理栄養士らが直接喫食量を評価し，栄養ケア・マネジメントに用いる．一方，若年層や健康な集団への食事調査では，24時間思い出し法，食物摂取頻度法，食事歴法などで大きな問題を抽出し，将来の健康障害への理解と行動変容を促す指導が必要となる．

❸食事摂取基準の活用における食事調査

食事摂取基準の活用に当たっては，食事調査によって習慣的な摂取量を把握し，食事摂取基準で示されている各指標の値を比較することが勧められている．すなわち，対象者や対象集団に食事調査を行い，食事調査によって得られる摂取量と食事摂取基準の各指標で示されている値を比較し，さらに対象者の状況を踏まえることで，エネルギーおよび栄養素摂取量が適切かどうかを評価（食事摂取基準を用いた食事摂取状況のアセスメント）することができる（**図3-1**）．

食事調査によって得られる摂取量には必ず測定誤差が伴うことから，調査方法の標準化や精度管理に十分配慮するとともに，食事調査の測定誤差の種類とその特徴，程度を知ることが重要である．また，エネルギー摂取量と栄養素摂取量との間には強い正の相関が認められることが多いため，各栄養素の摂取量を評価するに当たっては，エネルギー摂取量の**過小・過大申告**および**日間変動**による影響を可能な限り小さくする．

自己申告バイアス

人を対象とした疫学研究では，実践的および倫理的制約があるため，バイアス（偏り）の影響を受け，バイアスを完全に排除することは難しい．バイアスには大きく選択バイアスと情報バイアスがある．選択バイアスは，研究の対象者を決める時点で生じるバイアスであり，調査対象の被験者が結論を導き出す対象となる母集団を代表していない場合に発生する．情報バイアスは，曝露または疾患の測定におけるエラーから生じるものであり，自己申告（思い出し）バイアスや質問者バイアスなどがある．一方，交絡バイアスは，要因とアウトカムの双方に関連し，片方の集団に偏って存在する交絡因子の存在によって生じる．そのため，バイアスを最小限に抑え，回避できないバイアスを特定し，それらの潜在的な影響を評価し，結果を解釈する時にこれを考慮に入れる必要がある．

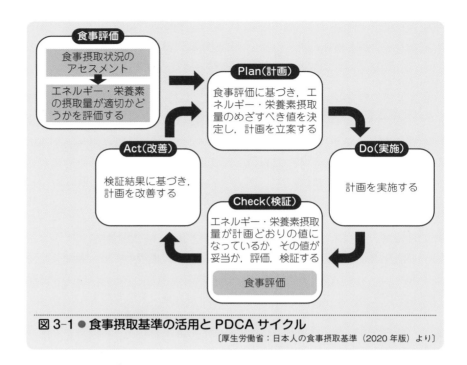

図 3-1 ● 食事摂取基準の活用と PDCA サイクル
〔厚生労働省：日本人の食事摂取基準（2020 年版）より〕

2. 食事調査の種類と方法

1）食事調査の種類

❶実際の食事による食事調査

　食事調査の種類には，実際に食べた食事を思い出したり，記録する「実際の食事による食事調査」と，過去1か月や1年など習慣的な食事摂取状況を調査票に記入する「調査票による食事調査」がある．食事調査の種類を**表3-3**に示す．

　実際の食事による食事調査には，陰膳法（分析法），食事記録法（秤量法，目安量法），写真による食事調査，24時間思い出し法などがある．

　これらは，実際に食べた食事をそのまま調査したものであるから，調査法により精度の違いはあるが，その時点での食事内容や摂取量についての信憑性が高い．しかし，日間変動があるので，調査した食事内容は，日常の習慣的な食事摂取量を表しているものではない．調査した日が行事のある特別な日であったり，仕事や学校で忙しくいつもと違う食事をしているかもしれない．したがって，調査を行う日は，行事のある日などを極力避ける．実際の食事による食事調査で習慣的な食事摂取量を求めるには，調べたい栄養素の必要調査日数（**表3-4**）をもとに，複数日の食事調査を行う必要がある．

表 3-3 ● 食事調査の種類と特徴

食事調査の分類	いつの食事か	食事調査名		特　徴
実際の食事による食事調査	現在の食事	陰膳法（分析法）		対象者に食事を1人分多く作ってもらい，それを買い上げて，化学的に成分を分析する方法である．直接成分を測定するため，食品成分表の精度に左右されることがない．費用が高く，対象者が1人分多く作るため，いつもより簡単に食事を作るなど，食事内容への影響がありうる．習慣的な食事摂取量を調べるためには，複数日の調査が必要である．
		食事記録法	秤量法	対象者が調理する時に食品や調味料の重量を計測し，記録する方法である．すべてを秤量することは困難であるので，秤量方法などを事前に対象者に指導しておく標準化が必要となる．対象者への負担が大きいため，秤量しやすい食事に変えるなど，食事内容への影響がありうる．習慣的な食事摂取量を調べるためには，複数日の調査が必要である．食物摂取頻度調査法の妥当性を調べるための比較に用いられるため，複数日の秤量法による栄養素量はゴールドスタンダードとされている．
			目安量法	対象者が食事を記録する時に，食品とその目安量（鮭一切れなど）を記入する方法である．目安量は器の大きさなど一定しないため，書き方や食品の認識を共通にする標準化が必要である．習慣的な食事摂取量を調べるためには，複数日の調査が必要である．
		写真による食事調査		対象者に食事の写真を撮ってもらい，回収した写真をもとに調査者が分量や重量を推定する方法である．調査者の食品や料理の習熟度により精度が異なる．写真では見えない食品などもあるため，写真による食事調査は食事記録法などの補足に用いるのが望ましい．
	過去の食事	24時間思い出し法		調査者が対象者と面接し，過去24時間の食事を思い出してもらう方法である．対象者の負担は少ない．調査者の面接技法に依存しており，誘導質問とならない聞き方をするなどの技量が必要である．フードモデルや写真を用いると摂取量の推定に役立つ．記憶は2日以上前になると不明瞭となるので，長い日数の思い出し法は用いないことが望ましい．
調査票による食事調査		食物摂取頻度調査法		食品リストとその摂取頻度を記入する調査票を用いて，調査者に習慣的な食事摂取量を尋ねる方法である．調査者に聞きながら行う面接法と，対象者自身が記入する自記式がある．目安量も一緒に問う方法を半定量的食物摂取頻度調査法という．調査票の精度を確かめるために，妥当性と再現性を調査する必要がある．
		食事歴法		食品とその摂取頻度に加えて，どのような食事を好むかなどの食行動など多くの質問を調査票で尋ねる方法である．質問項目が構造化されて調査票が作成されているものが多いので，改変して用いるのは望ましくない．多方面からの質問で複雑なため，調査や解析には習熟を要する．現在は，コンピューターなどで解析が自動化されたものが出ている．

表 3-4 ● 個人の長期間の平均的な摂取量を推定するために必要な食事記録調査の日数

栄養素	10%の誤差範囲		20%の誤差範囲	
	男　性	女　性	男　性	女　性
エネルギー	13	12	3	3
たんぱく質	20	21	5	5
脂　質	52	43	13	11
炭水化物	14	13	3	3
カルシウム	48	47	12	12
リ　ン	20	20	5	5
鉄　分	29	28	7	7
ナトリウム	32	31	8	8
カリウム	29	21	7	5
レチノール	2,620	3,822	655	955
カロテン	174	140	43	35
ビタミン B1	45	33	11	8
ビタミン B2	28	28	7	7
ナイアシン	61	62	15	16
ビタミン C	106	81	27	20

(Ogawa K, et al: Eur J Clin Nutr, 53: 781-785, 1999 より)

<hr>

❷調査票による食事調査

　食品リストとその摂取頻度を記入するなど，決められた用紙（調査票）に基づく食事調査を「調査票による食事調査」と分類する．

　調査票による食事調査には，食物摂取頻度調査法，食事歴法があり，それぞれ作成者によりさまざまな調査票が開発されている．

　食物摂取頻度調査法，食事歴法ともに，日常の習慣的な食事摂取量を調査するのに適しており，特に食物摂取頻度調査法は簡便であるため，多人数を対象とする疫学調査でよく用いられる．

2）食事調査の方法と特徴

❶陰膳法

a）特徴

　陰膳法（duplicate method）は分析法とも呼ばれ，食事そのものを化学的に分析する方法である．食品そのものを分析することから，食品成分表などの食品データベースの精度の影響を受けないので，栄養成分結果は正確である利点がある．しかし，対象者から食品を買い上げることや化学分析の費用がかかり，また実施や分析に時間がかかる．

　対象者が摂取した食事と同様のものを1食分余分に作ってもらうことから，調理担当者への負担が大きく，食事内容を簡単にしたい，他人に見られるので見た目のよいものにしたいなどのバイアスがかかる可能性があり，注意が必要である．

b）方法

　調査の方法手順を**図3-2**に示す．事前の準備としては，1食余分に食事を作成してもらい，それを回収し買い上げることの説明を行い，調査に対する同意書をもらわなければならない．対象世帯から1食分の食事を収集し，すりつぶして（ホモジナイズ），冷凍しておく．

　サンプル（検体）数が一定数集まった段階で化学分析を行い，栄養成分量を測定する．

❷食事記録法

a）特徴

　食事記録法（diet record；DR）には，**秤量法**と**目安量法**の2種類がある．

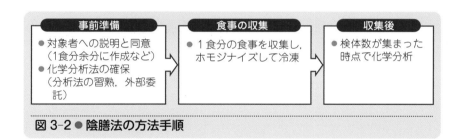

図3-2 ●陰膳法の方法手順

食事記録法は，対象者が調査期間に摂取した食事内容を自分で調査票に記入してもらう調査方法である．リアルタイムに記入していくため，対象者の記憶に依存することがない．特に秤量法は摂取量が推定によらずに正確であり，他の食事調査の精度を評価する際の基準（ゴールドスタンダード^注）となる．わが国の国民健康・栄養調査で使われている．

秤量法は，秤量という言葉が示すとおり，調理時や喫食前の食品等の重量をはかりや計量スプーン，計量カップなどで測定する方法である．調理担当者の協力が不可欠であり，対象者や調理担当者にとって負担の大きいものである．そのため調査期間中の食事が，秤量が簡単にできる食事になるなど，習慣的な食事から変わってしまう可能性がある．手間やコストがかかるため，多くの人数を調査できない．

目安量法は，秤量せずに食品名とその目安量（「鮭一切れ」など）を記入する方法である．秤量法と比べると調査者の負担は小さくなり，協力が得られやすいが，食事摂取量としてあいまいな点が残る．ゆえに，調査前に目安量について，鮭一切れがどのくらいのものかなど，写真やフードモデル等を用いて認識を共通にする標準化が必要となる．

b) 方法

調査の方法手順を**図3-3**に示す．秤量法では，記入法の説明とともに，秤量の仕方として，ゆでか生のどちらの状態で計量するのかなど，具体的な注意事項を説明していく．計量結果を統一するために，はかりや計量器を配布するとよりよい．目安量法では，目安量についての共通認識を作るための説明を行う．調査用紙を回収した後は，もれを確認し，もれがあれば対象者に確認する．その後，栄養計算のため食品のコード化や目安量と重量の換算を行い，結果を分析する．

❸写真による食事調査

写真による食事調査は近年では携帯カメラ，スマートフォンでの撮影により手軽になっている．熟練した調査者が写真から食品名と重量を推定するため，調査者の技量に依存することになる．写真から見えない部分の食品や不

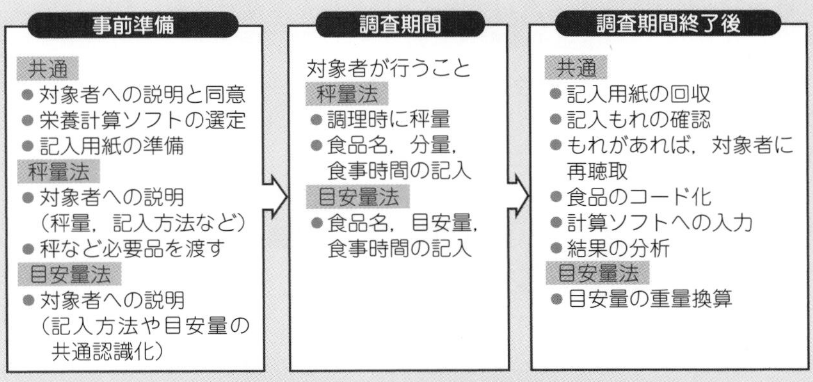

ゴールドスタンダード

真の値にもっとも近いものとして基準となるものをさす．偽の金と純金の重さを比較するところからきている．ゴールドスタンダードと比較することで，その食事調査法（または調査票）が正確に実態を表しているかという妥当性が検証できる．食事調査のゴールドスタンダードは数日間の秤量法（食事記録法）とするのが一般的である．

国民健康・栄養調査

国民健康・栄養調査は，1952（昭和27）年に，栄養改善法の制定とともに，「国民栄養調査」として，戦後の栄養摂取不足を調査する目的で開始された．2002（平成14）年，栄養改善法が健康増進法に改正されると，それを受けて，2003（平成15）年，名前を「国民健康・栄養調査」と変更し，国民の健康増進の基礎資料として，国民の栄養摂取の過不足，生活習慣や身体の状況を明らかにすることが目的とされた．栄養摂取状況の調査として食事調査が行われており，1日の秤量記録法が行われている．家族単位で食事の重さをはかり，家族構成員がどれだけ食べるかによってその量を配分する比例案分法が採用されている．

事前準備	調査期間	調査期間終了後
共通 ● 対象者への説明と同意 ● 栄養計算ソフトの選定 ● 記入用紙の準備 **秤量法** ● 対象者への説明 　（秤量，記入方法など） ● 秤など必要品を渡す **目安量法** ● 対象者への説明 　（記入方法や目安量の 　共通認識化）	対象者が行うこと **秤量法** ● 調理時に秤量 ● 食品名，分量， 　食事時間の記入 **目安量法** ● 食品名，目安量， 　食事時間の記入	**共通** ● 記入用紙の回収 ● 記入もれの確認 ● もれがあれば，対象者に 　再聴取 ● 食品のコード化 ● 計算ソフトへの入力 ● 結果の分析 **目安量法** ● 目安量の重量換算

図3-3 ● 食事記録法（秤量法・目安量法）の方法手順

明瞭で食品を判別できないおそれもあるため，他の食事調査法の補足として用いることが望ましい．

　最近の発展として，スマートフォン，タブレット端末で撮影した写真・動画などを活用した食事調査も行われている．管理栄養士が直接対面しなくても画像情報から食事量を推定し，ソーシャル・ネットワーキング・サービス（SNS）を使ったやり取りによって食事量を推定したりもできる．また，人工知能（AI）に食事の画像認識をさせ，自動的に栄養素を算出するものも活用されはじめている．AIのディープラーニング（深層学習）によって，食事調査を継続的にすると個人の食事習慣を学習し，食事画像の認識能力，栄養素推定の精度が向上していく特徴がある．さらには栄養バランスが整った献立の学習から，個人や集団の推定された栄養素不足を補うような献立を作成し，栄養指導などをAIがするようなものも登場している．しかしながら，画像からのみの情報の場合，調味料部分についての推定が難しく，食品を正しく認識できていない場合もあり，注意が必要である．また，VR（仮想現実），AR（拡張現実）のように従来の画像を超えて立体的に食事を表示できるようにもなっている．

❹ 24 時間思い出し法

a）特徴

　対象者と面接し，ある期間における過去の食事内容を聞き取る方法を食事思い出し法（diet recall）という．このうち，**24 時間思い出し法**（24-hour diet recall）は，前日24時間の食事内容を聞き取る食事調査法である．対象者の負担が少なく食事内容にほとんど影響せず，調査への協力が得られやすい．しかし，前日の食事をできるだけ正確に思い出す必要があり対象者の記憶に依存するため，幼児や高齢者などへの適用は望ましくない．24時間思い出し法は，調査者の聞き取りの技術に結果が大きく左右されるため，調査員によって摂取量推定の差が生じないように，聞き取りの訓練による手順の標準化や熟練した調査員によって実施することが求められる．米国などの栄養調査で使われている．

b）方法

　調査の方法手順を**図 3-4** に示す．食事摂取量を推定するために，食品サンプルのようなフードモデルや食品のカラー写真，食品や食器の大きさを知るための物差し（フードスケール）を用意しておく．また，聞き取った内容から栄養計算するためのソフトを事前に決定し，入力しやすいように作成した記入用紙を用意しておくとよい．

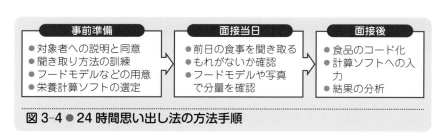

図 3-4 ● 24 時間思い出し法の方法手順

面接時は，前日24時間の食事が思い浮かびやすいように，朝起きてからどう行動したか順に思い出すよう聞いていくと，もれがなく聞き取りやすい．食事については，調理を行う女性は細かく話す傾向があるが，男性は細部を覚えていないことが多いため，フードモデルなどを用いて量や中身を思い出せるように聞き出していく．聞き取りにおいては，「とんかつにはソースをかけましたか」という「はい」「いいえ」で答える質問（閉じた質問：closed question）ではなく，「とんかつには何かかけましたか」というような開かれた質問（open question）で聞いていくのが望ましい．面接終了後に，栄養計算するために，「日本食品標準成分表」の食品番号と照らし合わせる作業（食品のコード化）を行い，栄養計算ソフトに入力し，栄養素摂取量を算出する．

❺食物摂取頻度調査法

a）特徴

食物摂取頻度調査法（food frequency method）は，食物摂取頻度調査票（FFQ）を用いる方法である．1回に食べる食品の量をたずねる定量式，食品のおおよその量を目安量からどれだけ「多い」「少ない」かでたずねる半定量式，および食品量を一定にした固定量式がある．現在では，食品量の答えやすさから半定量式食物摂取頻度調査票（semi-quantitative food frequency questionnaire；SQFFQ）がよく用いられている．

食物摂取頻度調査法は，習慣的な食事摂取量を推定するために開発されたもので，多くの人数を同時に調査することができ，大規模な調査に利用しやすい．対象者，生活習慣病との関連検討など栄養疫学研究においては現在，国際的に広く活用されている食事調査法である．

食物摂取頻度調査法によって求められる栄養素摂取量は，開発された調査票によって違いがある．調査に用いるためには，真の平均栄養摂取量に近い値が求められているかを検証する妥当性を調べる必要がある．妥当性は，複数日の秤量法による栄養摂取量をゴールドスタンダードとして，その値と近いかどうかで検証する．

b）方法

調査の方法手順を図3-5に示す．数十〜百数十項目の代表的な食品の摂取頻度（1週間や1か月で何回など）と目安量を，調査・質問票を用いて尋ねる．その回答をもとに，食品成分表を用いて栄養素摂取量を計算する．

調査票を開発するには，調査対象と同じ集団を対象に食事記録調査を行い，供給率法[注]もしくは重回帰法[注]により食品をリストアップし，栄養素摂取を代表する食品を選び出す．また，標準的な目安量（portion size）を決め，食事記録調査から作成した加重平均食品成分表値を用いて調査票専用の食品成分表を作成し，栄養計算に用いる．

既存の調査票を用いる場合には，事前準備として対象者への説明を行い，もれのない記入や注意点を説明し，調査の同意を得る．面接法では，調査者が調査票の項目を対象者に質問し，回答を記入していく．自記式では，対象者が食品の摂取頻度を記入していく．簡便であるため郵送する方法もある

供給率法
食物摂取頻度調査法における食品リスト作成方法の一つ．調査の目的とする栄養素を供給している食品の供給率を調べ，供給率の高い食品を調査票に用いる食品とする．

重回帰法
食物摂取頻度調査法に用いる食品をリストアップする方法の一つ．重回帰法自体は多変量解析の一つであり，重回帰法のなかのステップワイズ法を用いて栄養素摂取量の累積寄与率を求める．累積寄与率の高い食品を調査票に用いる食品とする．

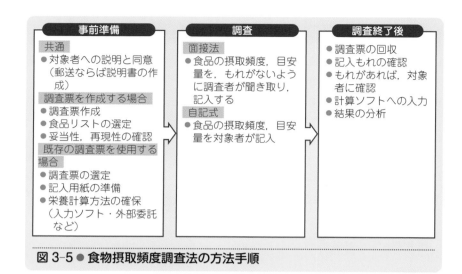

図 3-5 ● 食物摂取頻度調査法の方法手順

が，回収率の低さと記入もれの多さから，回収の工夫と回収後に対象者に確認する作業が必要となる．食物摂取頻度調査法は入力ソフト・算出プログラムなども同時に開発されていることが多いので，ソフトに入力，または外部委託で分析を行う．

❻食事歴法

a）特徴

食事歴法（diet history）は，食品リストと摂取頻度をたずねる項目を中心として，どのような食品を好むかなどの食行動，どのような食事様式，食事パターンを習慣としているかなどの食習慣等を，調査票により細部にわたってたずねる方法である．

食事記録法や 24 時間思い出し法を併用して行う食事歴法もあり，その調査項目は複雑である．各項目は構造化されて配置されているため，改変して用いることには適さない．食事歴法を用いるには，その方法に対する深い理解が必要であり，また調査結果も複雑であるため，解析には高い技量が必要である．また質問項目が多岐にわたるため，調査者の回答時間が長くなり，後半は疲れて適当に回答を行う可能性がある．現在は，簡便に利用できるように調査票をマークシート化し，分析を自動化したものが開発されているため，利用しやすくなっている．

b）方法

調査の方法手順を**図 3-6** に示す．食事歴法を行うための準備は食物摂取頻度調査法と似ているが，食事記録法や 24 時間思い出し法を併用するにあたっては，その必要性や実施方法について，さらに対象者への説明が必要となる．調査方法には，調査者が面接を行う「面接法」と，対象者が自ら記入する「自記式」の 2 種類がある．調査結果の入力に関しては，入力ソフトや外部委託できる方法もあるので，費用と必要人数を考えて目的に合うものを選択する．

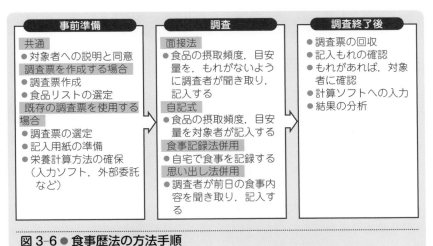

図3-6●食事歴法の方法手順

❼食事摂取量を反映する生体指標

　食事調査は，あくまで人が口のなかに食物を入れた量を調査することしかできないので，その食物がどれだけ吸収されて，体内に入ったかを明らかにできない．そのため，対象者から血液や尿を採取して分析した**生体指標**を利用することで，食事調査結果を補い，他の食事調査の妥当性研究などにも使われる．

　生体指標として用いられるものには，24時間尿中ナトリウム・カリウム量，24時間尿中窒素排泄量，血清カロテン量などがある．生体指標は，吸収された栄養素量を表すものと，栄養素の最終代謝産物が尿中に排泄されたものに分類される．吸収された栄養素量を表すものが24時間尿中ナトリウム・カリウム量，血清カロテン量であり，それぞれ食塩，カリウム，ビタミンAの摂取量を表す．たんぱく質の最終代謝産物が24時間尿中窒素排泄量で，たんぱく質摂取量の指標となる．生体指標は，吸収された栄養素量を示すものとして食事摂取量を反映するが，食事以外の体内水分量や体内動態，検査の精度等にも影響を受けるため，注意が必要である．

　最近では，生体指標においても皮膚にLEDの光を照射して野菜摂取量を推定したり，赤外線センサーを使った非侵襲の血糖値測定を活用した食事推定や尿や血液一滴から栄養素をナノレベルまで測定できる技術も研究開発が進んでおり，こういったテクノロジーの発展を活用してより正確な食事調査の発展が期待できる．

❽その他の食事調査法

　その他の方法としては，食品出納法，マーケットバスケット法などがある．食品出納法は，調査開始時に自宅にあった食品量と食品の購入量を調査し，最後に使われていない食品量を引くことで，その世帯の食品摂取量を計算するものである．残食量の調査を同時に行うことで，摂取量を算定できる．マーケットバスケット法は食品出納法に似ているが，購入したレシート

から食品量を計算して，その世帯の食事摂取量とするものである．残食調査，在庫量の外食・中食などでの調査もする必要がある．

3) 食事調査法の基本的技術

❶食事調査の手順

栄養摂取状況のアセスメントとして食事調査に携わる場合は，次のような調査手順と基本技術の関係（**図3-7**），ならびに食事調査法の基本的留意点を事前に十分理解しておき，適切に対応できるように準備しておくことが求められる．

a）プロトコール（調査手順）の作成

食事調査を実施するに当たっては，調査の目的や調査法に応じた**プロトコール**（調査手順，**図3-8**）をあらかじめ作成しておくことが必要である．これには，調査全般にわたるさまざまな内容〔目的，対象者特性（調査地区および調査対象者の選定を含む），期間，コスト〕をできる限り客観的に盛り込んでおくことが望ましい．

COLUMN

臨床研究における食物摂取頻度調査法の利用
─クローン病の成分栄養剤摂取量調査と組み合わせて

クローン病は，口から肛門までの消化管において炎症が発生し，潰瘍がいたるところにできる難病である．下痢や腹痛が頻発し，悪化すると病変部の腸を切断したり，人工肛門を作ることもある．クローン病の食事療法では，食物繊維や脂質を制限し腸管を安静にしなければならない．

そこで，栄養成分が完全に消化された「成分栄養剤」を睡眠中にチューブを用いて胃に投与する成分栄養療法が広く行われている．脂質の制限により，1日分のエネルギーや微量成分の摂取不足が生じるからである．成分栄養剤は消化が必要ないために腸管が安静となるうえ，脂質制限が守りやすいので，病気が緩解（治ってはいないが，症状がほとんどない状態）して患者のQOLが上昇する．

この成分栄養療法を実践できている人ほど脂質制限などの栄養療法が守られているか（コンプライアンス：治療遵守）を調べるため，食物摂取頻度調査と成分栄養剤の投与本数調査を行った．

結果は，成分栄養法を遵守している群ほど，炎症性サイトカインの元となる「n-6系多価不飽和脂肪酸摂取量」と「食物繊維摂取総量」が有意に少ないというものであった（**下図**．有意とは，統計学的に意味のある差があったということで，$p < 0.05$ は差がない確率が5%未満であるという意味である）．

夜間に投与を行うというつらい栄養療法を守っている人ほど，食事療法もしっかり守られていることが再確認できた．このように食事調査は栄養療法の結果を調査することができ，臨床の現場でも重要な役割を果たしている．

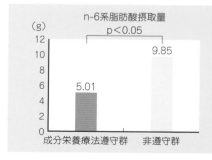

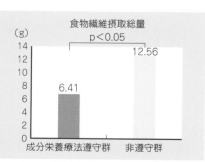

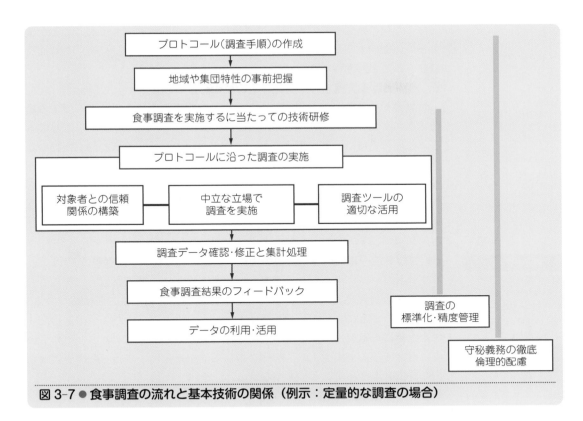

図 3-7 ● 食事調査の流れと基本技術の関係（例示：定量的な調査の場合）

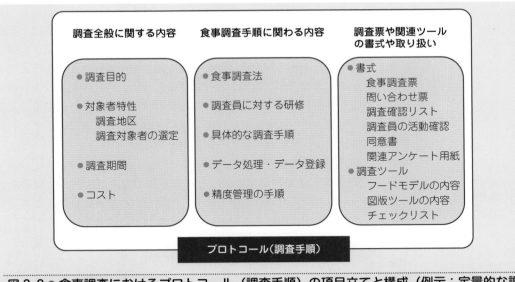

図 3-8 ● 食事調査におけるプロトコール（調査手順）の項目立てと構成（例示：定量的な調査の場合）

b）地域や集団特性の事前把握

　わが国は，地域や集団の違いによって，食品の流通や調理方法，あるいはポーションサイズや呼称が異なっている．さらに地域独特の食習慣や中食・外食産業も認められる．したがって，食事調査を実施するに当たっては，事

前にこの種の情報や特性を把握しておき，調査員間で共有しておくことが望ましい．このような対応を行うことで，調査の標準化や集計に要する時間を短縮することが期待できる．

c）食事調査を実施するに当たっての技術研修の必要性

対象者や対象集団の食事内容をどのような食事調査法を用いて評価する場合であっても，そのめざすところはできる限り真の値に接近することである．このためには，調査担当者として身につけておくべき基本的な知識や具体的な動作をあらかじめ研修し，一定以上の技術水準を習得・確認しておかなければならない．たとえ調査を実施する側が管理栄養士の有資格者であったとしても，このことが特定の調査法による適切な対応をとることが可能なスキルを有していることにはならない．留意して捉えておくことが求められる．

d）プロトコールに沿った調査の実施（調査の標準化[注]・精度管理[注]）

プロトコールに沿った食事調査を実施することは，調査員個人にとっても複数の調査員間にとっても，標準化された調査を実施することに結びつく．また，このことによって，調査精度を一定水準以上に高めたり，確保したりするためにも重要な意味をもつ．この種の取り組みを徹底することは食事調査における誤差を小さくし，データの信頼性や比較性を高め，最終的には妥当な評価を導き出すことにもつながる．

対象者との信頼関係を築く

調査方法の違いにもよるが，食事調査は一般的なアンケート調査などと比較すると，対象者とって負荷が大きくなる場合が多く，このことが食事内容にバイアスを与えたり，恣意的な報告もれや回答の簡略化などの原因とならないように配慮しなくてはならない．食事調査を実施する側は，より正確な実態が把握できるよう，対象者に対して調査の目的や趣旨を正確に伝え，十分な協力が得られるように対応しなければならない．特に，調査員が対象者や対象集団と対面したり，電話などで何らかの依頼や質問を行う場合は，挨拶やお礼，言葉づかいについては誠実な態度を取り，できるだけ望ましい信頼関係が築けるように配慮することが必要である．

中立な立場で調査を実施すること

24時間思い出し法や秤量記録法など，調査員が対象者に対して面接を行い食事内容を聞き取ったり確認する場合，不明な点や疑義が生じた部分を何の根拠もなく，調査員の勝手な判断によって食品や摂取量を決定したり，誘導することのないように留意しておかなければならない．また，対象者から食事の詳細な内容や分量について十分な回答が得られない場合であっても，調理担当者や食事を調理・製造した業者などが明確である場合は，そこに問い合わせを行うことでかなり正確な実態を把握することが可能である．

調査ツールの適切な活用

食事内容を定量的もしくは半定量的に把握しようとする場合，フードモデル，写真，図版，食器，包装容器などの調査ツールを適切に活用することが求められる．

たとえば，ごはん1杯の量を聞き取ったり確認する場合に何も調査ツール

調査の標準化

調査に関わる一連の方法をマニュアル化し，各担当者が同一の手技・手法によって対応すること．

精度管理

食事調査結果の信頼性を高めるため，調査に関わる手技やエラーチェック，あるいは不明点の追跡・確認などのレベルが一定以上となるよう継続的に取り組むこと．

わずか数グラムが食事調査結果に大きな影響を与える

近年，いわゆる栄養サプリメントや特定の栄養素を強化した食品を利用する者が目立っている．わずか数グラム摂取しただけで，通常の1日分の食事で摂取できる栄養素の数十倍から数百倍を簡単に摂取できてしまうこともある．食事調査に際しては，くれぐれも注意しておくことが求められる．

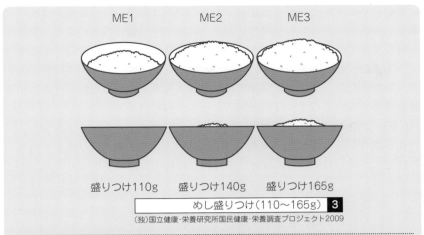

ME1　　　　ME2　　　　ME3

盛りつけ110g　盛りつけ140g　盛りつけ165g

めし盛りつけ（110～165g）　3

（独）国立健康・栄養研究所国民健康・栄養調査プロジェクト2009

図3-9 ● 平成21年国民健康・栄養調査の栄養摂取状況調査に用いるため，（独）国立健康・栄養研究所が作成した標準的図版ツール（抜粋）
注：フードモデルや食器類などと併せて使用することにより，短時間にかなりの客観性をもった量の把握が可能となる（実際の図版に示されている食器や米飯は実物大）．

を使用しないと，量を確定するためには一定の時間を要するだけではなく，その精度にも疑問が残る．一方で，フードモデルや図版などを用いれば，短時間にかなりの客観性をもった量の把握が可能となる（**図3-9**）．さらに，調査ツールの内容を同一の調査や業務が継続している間は一定にしておくことや，その使用方法も統一しておくことで，調査精度の向上にもつながりやすくなる．

e）調査データ確認と集計処理

　食事調査で得られたデータについては，すぐに集計処理を実施するのではなく，事前に内容の確認を実施し，必要がある場合は加除修正を行う．また，必要に応じて対象者や調理担当者などに改めて問い合わせを行う場合もある．これら一連のデータ確認方法についても，あらかじめプロトコールに記載しておき，各調査員がこれに従うことで，複数の担当者であっても，同程度の精度管理レベルが得られやすくなる．

　集計処理についても，その方法や手順をプロトコールに定めておき，それに従うことで一定のレベルの処理が維持されやすくなる．また，集計処理に用いる**食品データベース**や食品群分類は最終的な結果やその評価に強い影響を与えるため，その取り扱いには注意が必要である．

　さらに，最終的に導き出された集計結果についても確認を行い，集計項目ごとで，ある幅によって**レンジチェック**を行い，**はずれ値**が認められる事例については再度調査データに戻って確認を実施することが望まれる．また，このようなデータ確認と集計処理は，できるだけ複数人で実施することにより，各種のエラーの発見やその対応が進み，結果としてデータの質の向上に結びつく．

f）食事調査結果のフィードバック

　食事調査で得られた成績については，できるだけ早く対象者に返却するこ

とが求められる．その際に留意しておきたい点としては，対象者の食生活や栄養素等摂取状況の改善や維持，あるいは疾病の治療に役立つよう，無理なく理解できて具体的な行動変容につながるような示し方とすることが必要である．また，食事調査の目的によっても異なるが，個別や集団での結果説明会を実施したり，関連する栄養教材を追加するなどの対応も行い，正しい理解を深めてもらえるように配慮することも大切な点である．

g）データの利用・活用

食事調査から得られたデータの利用・活用は，すべての取り組みが適切に対応できた後の最終段階に検討する．調査の目的や調査法に応じた対応が必要である．不十分なデータが何らの限界も示されず一人歩きしないように留意しておかなければならない．

守秘義務の徹底・倫理的配慮

日常の食習慣や食事内容はある意味で究極の個人情報に該当する．関連する身体状況なども含め，その内容や集計された成績が外部に流失したり口外されないよう，常に配慮しておかなければならない．特に個人が特定できるような調査票や書類・帳票については，施錠できる保管庫に収納したり，データ処理に用いるコンピュータのセキュリティ対策にも配慮しなければならない．

また，研究を目的として食事調査を実施する場合は，あらかじめ研究計画を研究機関などの倫理委員会に提出し，内容についての審査を受ける必要がある．さらに，対象者への適切な説明とそれに対応する対象者からの同意書の提出も求められる．

❷食事調査の留意点

a）目的に応じた食事調査法の選択

食事調査法にはいくつかの種類のものが存在しており，それぞれに長所と短所が認められる．たとえば，近年わが国において比較的頻回に実施されている**食物摂取頻度調査法**による調査成績については，定量的な値として取り扱うことはできない．また，半定量的に摂取量が求められる調査票を用いた調査成績であっても，妥当性の評価が行われている栄養素等以外や集団もしくは個人の特性を有していない場合の成績については，その信頼性に何らの保証はない．このため，食事調査を計画するに際しては，目的や対象の状況

COLUMN　　**食事調査の成績はあてにならないと決めつけないで！**

「食事調査の成績は対象者が過小申告であることが多いため，当てにならない」といった趣旨の発言や論調が目立っている．しかし，本当にそうなのであろうか．食事調査を伴った国内外の研究の論文を読むと，調査対象や調査方法だけではなく，調査員への研修を実施したなどの簡単な記載はあるものの，具体的にどのような研修を実施したのか，調査の標準化や精度管

理を系統的に実施したのか否かを明示しているものは限られている．単にラフな調査を実施したにもかかわらず，過小申告ということにしているだけなのではないか．集計に用いる食品データベースの問題だったのか，研究デザインそのものに問題や限界があったのではないか．いずれにしても，このような問題点を整理したうえで公正な判断がなされることを期待したい．

に応じたもっとも妥当な方法を一つ，もしくは複数選択することが必要である．

　なかでも，特に留意しておかなければならない点は，栄養素等摂取量や食品摂取量を定量的に把握する必要があるのか否か，調査対象の規模や特性，調査担当者数とその構成，調査全体に振り向けられる費用，調査期間などである．

　このようなことから，現時点でこの食事調査法を実施すれば，得られた成績には絶対に問題はないというものは存在しないということを十分に理解しておくことが求められる．

b）行事・曜日・季節などの要因に伴う食事内容の変化

　自由な生活を送ることができる者の食事内容は日々変化するが，このなかでも，日常とは異なる行事がある場合や，平日と休日の違いによって食事内容が大きく異なる場合が予想される．また，わが国は地域や季節によっても食事内容は変化する可能性も高いことから，食事調査を実施する際には，このような要因を考慮した調査計画を立案することも必要である．

c）習慣的な栄養素摂取量の把握

　通常，われわれが摂取する食事から得られるエネルギーや栄養素の摂取量は，毎日一定となることはない．また，従前より望ましい栄養素の摂取が得られていた健常者が何らかの理由により体調を崩し，ほとんど食事を摂取できない状況が生じたとしても，その翌日になってすぐに何らかの栄養素欠乏症が現れたりすることは通常考えられない．一方で，ある一定期間以上，明らかに特定の栄養素が含まれないか，含まれていても最低限必要と考えられる量を下回って摂取している場合には，理論的にある時点から何らかの欠乏症が認められるようになると考えられる．このため，仮にある個人の食事内容1日分をきわめて正確に調査し評価することができたとしても，その結果をもって当該者のエネルギーや栄養素摂取状況を何の問題もなく評価したことにはならないのである．

　個人の食事内容から栄養素等摂取量を評価する場合には，可能な限り調査期間を長く設定し，習慣的な摂取量に近似させるような配慮が求められる．ただし，実際には健康で普通に生活を送っている個人や集団に対して，長期間の食事内容を記録してもらったり，負荷の大きい調査を繰り返し依頼する

COLUMN

食事調査のスキルを上げることは
管理栄養士の専門性を高める

　循環器疾患を専門とする医師は，心電図の波形を解析してさまざまな判定や診断を下す．時にルーペや定規も使用し，数十分も費やし微細な異常も見逃さない．まさに専門性の代表格であろう．一方，目の前の個人や集団に対し，その目的に応じてもっとも適切な方法で精度の高い食事調査を実施できることは，まさに管理栄養士の専門性ではないであろうか．臨床栄養，栄養教育，公衆栄養いずれの分野においても求められる技術である．他職種では到底対応できないほどのスキルを身につけておけば，管理栄養士の専門性は一段と高いレベルで評価されるであろう．

ことは，大きなストレスとなったり，逆に普段の食生活を歪めてしまうことにもつながりやすい．したがって，調査の目的，対象者や対象集団の状況に応じ，調査期間を設定することが望まれる．

3. 食事調査法の妥当性と精度

食事摂取基準は栄養素を扱っている．したがって，個人であれ集団であれ，食事摂取基準を活用するためにはその個人または集団の栄養素摂取量を把握し，それと食事摂取基準で示されている値とを比較しなければならない．つまり，食事摂取基準は食事調査を行い，栄養価計算をして栄養素摂取量を把握することを前提として書かれている．

1) 正確度と精確度

食事調査だけでなく，科学領域におけるすべての測定において理解しておかなくてはならない大切なことに，「いかなるものをいかなる方法で測定しても，本当の値（真値）ははかれない（知り得ない）」という事実がある．つまり，測定値には必ず**測定誤差**（measurement error）が存在する．

測定誤差は**系統誤差**と**偶然誤差**に分かれる．系統誤差は真の値からの系統的なずれ[注]であり，偶然誤差はさまざまな理由により，測定ごとに無作為に測定値が揺れることである．

それぞれの測定ごとに考えれば，測定値は真値（本当の値）と測定誤差の和であり，同時に，測定誤差は系統誤差と偶然誤差の和であるから，

測定値＝真値＋（系統誤差＋偶然誤差）

となる（**図3-10**）．ただし，真値も系統誤差も偶然誤差も正だけでなく，負の値も取りうることに注意したい．また，偶然誤差は偶然に起こるものであるから，観察数を増やしていくにつれて，その和は0（ゼロ）に近づく．

測定値は**正確度**（accuracy）と**精確度**（precision．**精度**とも呼ぶ）によって評価される．正確度とは，本来狙っている的，すなわち，真値を的確に捉

> **系統的なずれ**
>
> 真値からある一定の方向へ，ある一定の距離だけずれて測定されてしまう「ずれ」のこと．観察数を増やしても真値を推定する能力は向上しないために注意が必要である．

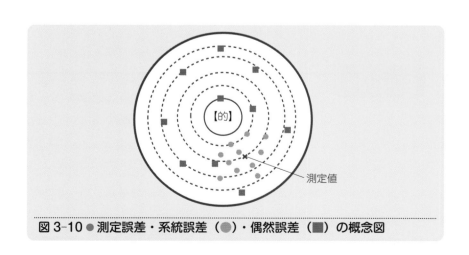

図 3-10 ● 測定誤差・系統誤差（●）・偶然誤差（■）の概念図

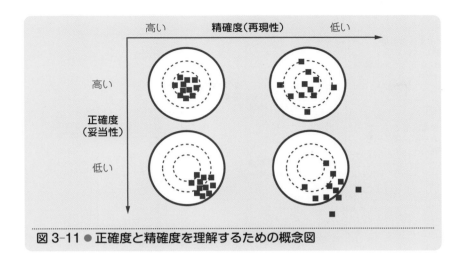

図 3-11 ● 正確度と精確度を理解するための概念図

えているかどうかについての能力である．精確度は，真値からのずれの程度
は不問にして，何度測っても同じところに的が当たるかどうかについての能
力である．前者を**妥当性**，後者を**信頼性**とも呼ぶ．さらに，後者を**再現性**と
も呼ぶ．大切なのは，再現性が高くても真の値を測っているという保証は
まったくないという点である．**図 3-11** から理解されるように，正確度の良
否は系統誤差の大きさによって決まり，精確度の良否は偶然誤差の大きさに
よって決まる．

2) 食事記録法の妥当性と精度

食事記録法は，実際に摂取した食品の重量から栄養素摂取量を算出できる
点で，食事調査の中心的な方法の一つである（もう一つの中心的手法は食事
思い出し法である）．これらの2つの調査法を妥当性と精度の観点から見る
と，共通した特徴が見られる．

一つは，個人においても集団においても，**過小評価**（摂取量が実際よりも
少なめに示されてしまうという現象）がある（**図 3-12**）[6]．これは系統誤差
の一種であり，正確度すなわち妥当性が低いことを示している．もう一つの
問題は，エネルギーや栄養素の摂取量には無視できない**日間変動**があること
である．エネルギー摂取量における日間変動の例を**図 3-13** に示す[6, 7]．そ
のため，1日間や3日間といった短日間しか把握できない食事調査法では，
習慣的な摂取量を捉えることが困難である．これは，精確度（精度）が低い
ことを示しており，食事摂取基準が習慣的な摂取量を扱っていることを考え
ると致命的な欠点である．

このような理由のために，特殊な目的を除けば，食事記録法と食事思い出
し法を食事調査に利用することはできない．特殊な目的とは，エネルギー産
生栄養素について，その摂取量を集団の平均値について求める時で，さら
に，その単位が総エネルギーに占める割合（％エネルギー）である時だけで
ある．これさえも若干の仮定を付さねばならない．それ以外の場合には，や
むをえない理由で，1日間または3日間の食事記録法によって得られるエネ

「測る」は科学に
おける永遠の課題

あなたの体重は何 kg
だろう？ 食事前と食
事後，トイレに行く前
と行った後，それぞれ
少しずつ違うだろう．
どれが本当の体重なの
か？ あなたの家のヘ
ルスメーターは（あな
たの希望により），少
し少なめに出るように
調節されていないだろ
うか？ 大学保健セン
ターの体重計は大丈夫
だろうか．「測る」と
は科学における永遠の
課題かもしれない．

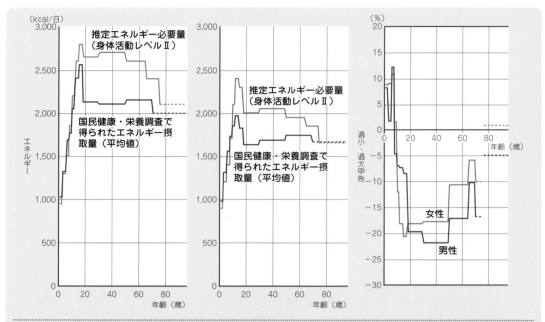

図 3-12 ● 平成 28 年国民健康・栄養調査(案分法による 1 日間食事記録法)によって得られた平均エネルギー摂取量と推定エネルギー必要量（身体活動レベルⅡ）の比較
(左)男性，(中)女性，(右)過小・過大申告率（男・女）
(注)国民健康・栄養調査によって得られた平均エネルギー摂取量も推定エネルギー必要量も高齢者では年齢の上限が示されていない．そのため点線で示した．

〔厚生労働省：日本人の食事摂取基準（2020 年版）より〕

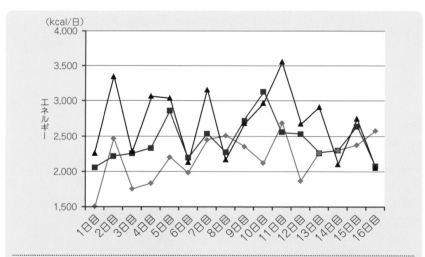

図 3-13 ● エネルギー摂取量における日間変動：健康な成人男性 3 人で観察された結果
文献 7 で用いられた男性（121 人）のデータから無作為に 3 人を取り出したもの．

〔厚生労働省：日本人の食事摂取基準（2020 年版）より〕

ルギー・栄養素摂取量を食事摂取基準の活用で用いる場合にはかなりの仮定を付し，限界を十分に認識したうえで用いなければならない．したがって，以下では食事記録法と食事思い出し法は扱わない．

❶質問票に妥当性が必要な理由

比較的に簡易な方法で，ある程度習慣的な栄養素摂取量を個人で知ることができる食事調査法として，**食物摂取頻度法質問票**（**図 3-14**）や食事歴法質問票（**図 3-15**）がある[8]．ところがこれらは，代表的な食品の摂取頻度を尋ねるなどのものであり，食事記録法などのように摂取状況を直接に把握するものではない．したがって，得られる摂取量は，本来，信頼できるものではない．そこで，それから算出される摂取量の信頼度を示す情報，すなわち，妥当性と精度が必要となる．したがって，本項では，食物摂取頻度法質問票や食事歴法質問票を用いて栄養素摂取量を個人レベルで見積もりたいと考えた場合に，どの食物摂取頻度法質問票や食事歴法質問票が信頼できる摂取量情報を与えてくれるのかを見極めるための知識と技術について述べる．以下では，食物摂取頻度法質問票や食事歴法質問票の妥当性を検討する時，ならびにその結果を読み解く時に必要な知識をまとめることにする．

❷妥当性の測り方

妥当性を検討する際には，真値は**比較基準**〔ゴールドスタンダード（gold standard）〕としての役割をもつ．

「真値の測定法」という言葉は論理的に矛盾している．真値は測定できな

図 3-14 ● 食物摂取頻度法質問票の例　簡易型自記式食事歴法質問票の一部
注：標準的 1 回摂取量を尋ねない質問票の例である．
〔Kobayashi S, et al. Public Health Nutr, 14(7)：1200-1211, 2011 より〕

魚を使った料理（いか・たこ・えび・貝も含む）						
さしみ・すし 定食一人前 程度の量	焼き魚	煮魚・鍋物 汁物・みそ汁	てんぷら・揚げ魚 定食一人前 程度の量	麺類のスープ・汁を 飲む量は	家庭での味付けは 外食と比べて	
毎日2回以上	毎日2回以上	毎日2回以上	毎日2回以上	ほとんど全部	薄口	
毎日1回	毎日1回	毎日1回	毎日1回	8割くらい	少し薄口	
週4〜6回	週4〜6回	週4〜6回	週4〜6回	4〜6割	同じくらい	
週2〜3回	週2〜3回	週2〜3回	週2〜3回	2割くらい	少し濃い口	
週1回	週1回	週1回	週1回	ほとんど飲まなかった	濃い口	
週1回未満	週1回未満	週1回未満	週1回未満			
食べなかった	食べなかった	食べなかった	食べなかった			

（見本）

右上の選択肢：好きでも嫌いでもない／あまり食べなかった／ほとんど食べなかった

食事のときに使うしょうゆ・ソース		外食の定食1人前と、自分が普段食べている量を比べると		食べる速さは
頻度は	量は	おかずの量は	ごはんの量は	
必ず使う	かなり多め	家のほうがかなり多い	家のほうがかなり多い	かなり速い
よく使う	やや多め	家のほうが少し多い	家のほうが少し多い	やや速い
ときどき使う	ふつう	ほぼ同じくらい	ほぼ同じくらい	ふつう
ほとんど使わない	やや少なめ	外食のほうが少し多い	外食のほうが少し多い	やや遅い
まったく使わない	かなり少なめ	外食のほうがかなり多い	外食のほうがかなり多い	かなり遅い

図 3-15 ● 食事歴法質問票の例　簡易型自記式食事歴法質問票の一部
注：食事歴法質問票では，これらの情報を半定量的に扱い，栄養価計算に用いる点に特徴がある．

〔Kobayashi S, et al. Public Health Nutr, 14(7)：1200-1211, 2011 より〕

いからである．しかし，ある測定法の妥当性を知るためには，真値を知り，まっすぐ比べなくてはならない．そこで，工夫をすれば真値に近い値を知ることができる．自由な摂取状態におけるある測定法の妥当性を検討したい場合には，丁寧に行われた秤量式の食事記録法によって得られる値や，丁寧に行われた24時間思い出し法によって得られる値が，仮のゴールドスタンダードとして用いられることが多い．または，24時間尿中カリウム排泄量や，赤血球膜中イコサペンタエン酸濃度など，対応する栄養素の摂取量を比較的によく反映する生体から得られる物質，つまり生体指標（biomarker）を測定し，それを仮のゴールドスタンダードとして用いる場合もある．

これで分かるように，妥当性の良し悪しは，仮のゴールドスタンダードがいかに真値に近いかに依存する．妥当性の報告（論文）は，仮のゴールドスタンダードの「丁寧さ」に関する記述がいかに「丁寧か」が必要条件であって，「妥当性がよいか否か」は後の話である．

ゴールドスタンダードとして用いられた測定が信頼できるものでないと，見かけの妥当性は真の妥当性よりも悪く（低く）なる場合だけでなく，逆に，よい（高い）妥当性が報告される場合もありうる．

以下に，これらの典型例を示す．ゴールドスタンダードとして用いる食事調査法をG（gold standard のG），妥当性を検討したい食事調査法（質問票）をT（test のT）と書くことにする．なお，妥当性がよくない場合には，その食事調査法を使おうとは思わないから，ゴールドスタンダードの信頼度の問題のために見かけの妥当性が真の妥当性よりも低く（悪く）なってしまう場合についてはここでは触れない．

❸妥当性研究のデザイン

　妥当性研究のデザインでしばしば問題になるのが，ゴールドスタンダードとなる食事調査（G）を先に行うのか，妥当性を検討したい質問票（T）を先に行うのかである．原則的には，調査をした内容を対象者が記憶する可能性がある場合（食事記録法や食事思い出し法が相当する）は，Tを先に行ってGを後に行う（**図3-16**）．Gを先に行うと，Gによって，対象者が自分の食習慣をある程度知ってしまい，その影響がその後に行われるTに乗ってしまうためである（図3-16）．そのため，この場合に観察される妥当性は，真の妥当性よりもやや高くなると考えられる．ところが，Tを先に行ってGを後に行うと，評価している期間が両者で異なるという致命的な問題が生じる．そのため，この方法によって観察される妥当性は，真の妥当性よりもやや低くなると考えられる．

【例1】（方法2）質問票に答えてもらい，その数日後から食事記録を行った．したがって，真の妥当性は報告された妥当性よりやや高いかもしれない．

【例2】（方法1）食事記録を行い，食事記録の終了後1週間以内に質問票に答えさせた．したがって，真の妥当性は報告された妥当性よりやや低いかもしれない．

　ところで，妥当性の検討とはよい（高い）数値を出すために行うものではなく，真の値を推定するために行うものである．ところが，いずれの方法を用いても真の値は知りえず，知りえるのは，方法1なら「真の妥当性は観察された妥当性よりも少し低いであろう」であり，方法2なら「真の妥当性は観察された妥当性よりも少し高いであろう」である．妥当性の検討結果を使う側に立てば，前者よりも後者の情報のほうが有益である．したがって，通常，後者（方法2）が勧められている．

　Gの実施がTに影響を及ぼさない場合もある．Gに生体指標を用いる場合が相当する．この場合は，GとTの順序は問題にならない．注意点は，両者が評価する食習慣の期間が同一であるか，Gで評価する期間がTで評価する期間を含むようにすることである．

【例3】質問票と採血を同一日に行い，血清リン脂質中の魚類由来n-3系脂肪酸の濃度を測定し，それをゴールドスタンダードとして，質問票から算出

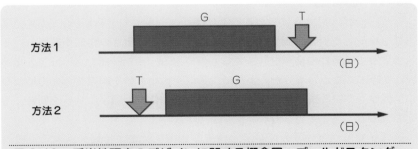

図3-16 ● 妥当性研究のデザインに関する概念図：ゴールドスタンダードとして用いる調査法（G）と妥当性を検討したい調査法（T）の順序

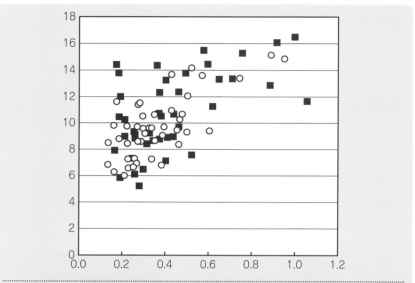

図 3-17 ● 質問票から算定される魚類由来 n-3 系脂肪酸摂取量（総エネルギー中％：横軸）の妥当性を，血清リン脂質中の魚類由来 n-3 系脂肪酸濃度（総脂肪酸中％：縦軸）をゴールドスタンダードとして検討した例
■男性，○女性.

した魚類由来 n-3 系脂肪酸摂取量の妥当性を検討した[9]（**図 3-17**）．例 3 の研究では，採血が質問票への回答に影響を与えるとは考えられない．そして，評価したい質問票が過去 1 か月間の食習慣を尋ねていることと，血清リン脂質中の魚類由来 n-3 系脂肪酸の濃度が過去 1 か月期間程度の摂取量を反映することに基づき，この研究デザインが用いられている．

❹妥当性の表現方法

妥当性は平均値などの**記述統計量**^注と**相関係数**^注という 2 つの統計量を用いて表現される．

平均値などの記述統計量はその集団の代表値として用いられる．集団平均値の妥当性を示す数値は，ゴールドスタンダードとの差として表現されることが多い．通常，次の式で与えられる値を用いることが多い．

$$(T － G) ÷ G$$

もう一つは，相関係数である．これは，ゴールドスタンダード（G）と妥当性を検討したい食事調査法（T）で得られた測定値との相関を観察し，それによって妥当性の良否を判断するものである．ランク能力（ranking ability）と呼ぶことからも分かるように，摂取量の絶対値を測定する能力ではなく，観察している集団に属する個人の摂取量の位置や順序の良否を判断するものである．

通常，妥当性というと，後者，つまり相関係数がよく用いられる．それは，食事調査によって得られる摂取量と何らかの健康事象との関連を検討する目的で，どの食事調査法が適しているかを判断するために妥当性の検討結

記述統計量

1 つの変数について，その変数の測定値の分布を表現する統計量の総称．平均，標準偏差，最小，最大などが代表的な記述統計量である．

相関係数

1 つの集団において 2 つの変数を測定したとする．その 2 つの変数の分布の関連の強さを表現するための統計量．－1 から＋1 の範囲を取る．－1 の場合は完全な負の相関があり，0 の場合は相関がまったくなく，＋1 の場合は完全な正の相関があるとみなす．相関係数にはたくさんの種類があり，代表的なものは，ピアソンの積率相関係数とスピアマンの順位相関係数である．

果が参照されることが多いからである．そのため，以下では相関係数を妥当性の指標として用いる場合を中心に，注意点についてまとめることにする．

したがって，次の3つのどの目的に用いるのかによって，注目すべき統計量は次のように異なる．

①ランク能力^注を知りたい場合：相関係数
②集団平均値の推定能力^注を知りたい場合：平均値の差などの記述統計量
③個人の摂取量の推定能力^注を知りたい場合：上記の両方

❺相関係数の種類と利用方法

相関係数は複数あるが，ピアソンの積率相関係数^注（Pearson product moment correlation coefficient）とスピアマンの順位相関係数^注（Spearman rank correlation coefficient）が汎用される．前者では観察点間の距離が相関係数の算出に考慮され，後者では考慮されず順位のみが考慮される．問題は，どちらの相関係数がランク能力を示すのに適しているかである．その質問票で得られる栄養素（Xとする）の摂取量と何かの健康指標，たとえば，体重（Yとする）との関連を知りたいとする．Yを従属変数^注，Xを独立変数^注とする回帰分析を行う場合はXを量的に扱っているので，量的なランク能力を示すピアソンの積率相関係数を参考にする．一方，Xによって観察集団を5群に分け，この5群についてそれぞれYの平均値を算出し，5群間でYに差があるか否かを一元配置分散分析を用いて検討する場合は，Xを順位として扱っているので，スピアマンの順位相関係数を参考にする．

❻妥当性研究の結果を読む場合の注意点

研究や調査にどの食事調査法を用いればよいかを判断するためには，原則的には，妥当性研究の結果を参照すべきである．ところが，妥当性研究それ自身にも常に研究上の問題や限界があり，そのために，結果を読み，それを参照する時に注意すべき事項がいくつか存在する．

a）G，Tともに丁寧に調査が行われなかった場合

調査の丁寧さは，対象者の間でも異なるし，調査者の間でも異なる．この差をできるだけ小さくする操作を標準化と呼ぶ．標準化が徹底されないと，得られるデータの質が対象者間で大きく異なってしまうことがある．問題となるのは，対象者Pはゴールドスタンダードとなる食事調査（G）・妥当性を検討したい質問票（T）ともに丁寧に回答し，対象者QはG・Tともにぞんざいに回答した場合である．同様に，対象者Pに対して調査者P'はG・Tともに丁寧な回答を促し，対象者Qに対して調査者Q'がG・Tともにぞんざいな回答を促した場合である．

食事調査においては，回答がぞんざいになることは，多くの場合，摂取量や摂取した食品の種類の過小申告につながる．また，GもTも丁寧に答えるほどエネルギーや数多くの栄養素の摂取量が増える傾向にあるため，丁寧さが過度になると，過大申告になることもある．このような場合，GとTの間の相関は真の相関よりも高く（よく）なることがある．

ランク能力

1つの集団に与えられたある変数を用いて，その集団に属する対象者をいくつかの順序のあるグループ（ランク）に分けたいとする．その場合，その変数が対象者を正しくグループ分けできる能力のことをさす．

集団平均値の推定能力

集団の平均値を推定する能力のこと．推定能力は測定誤差（偶然誤差と系統誤差）の影響を受ける．

個人の摂取量の推定能力

個人の摂取量を推定する能力のこと．推定能力は測定誤差（偶然誤差と系統誤差）の影響を受ける．

ピアソンの積率相関係数

相関係数のなかで，観察された点と点の間の距離を考慮して求めた相関の程度を表す係数．

スピアマンの順位相関係数

相関係数のなかで，観察された点と点の間の距離を考慮せず，点と点の順序だけを考慮して求めた相関の程度を表す係数．

従属変数

変数Xから変数Yを推定するとする．その場合の変数Yのこと．たとえば，Y=a×X+bという式を用いてXからYを推定する場合，Yが従属変数である．

独立変数

変数Xから変数Yを推定するとする．その場合の変数Xのこと．なお，Yを従属変数と呼ぶ．たとえば，Y=a×X+bという式を用いてXからYを推定する場合は，Xが独立変数，Yが従属変数である．

表3-5 ● ある質問票の妥当性の検討で報告された相関係数（ピアソンの積率相関係数）：エネルギー調整の有無による違い

	な し	あ り
たんぱく質（動物性）	0.70	0.60
たんぱく質（植物性）	0.62	0.44
脂質（動物性）	0.66	0.46
脂質（植物性）	0.47	0.54
炭水化物	0.65	0.58
カルシウム	0.70	0.74
ナトリウム	0.46	0.26
カリウム	0.52	0.50
レチノール当量	0.40	0.21
レチノール	0.54	0.53
カロテン	0.42	0.25
ビタミンC	0.35	0.38
ビタミンE当量	0.56	0.42
平　均	0.54	0.45
標準偏差	0.12	0.15

【注意ポイント1】 T の標準偏差[注]が異様に大きい場合

このような場合は，対象者のなかに無視できない過小申告者や過大申告者がたくさん存在する可能性を示している．

【注意ポイント2】 エネルギー摂取量を調整した場合の妥当性がエネルギー摂取量を調整しない場合の妥当性よりもかなり低く（悪く）なる場合

測定誤差が存在するために，個々の栄養素の妥当性の判断には適用しにくいが，妥当性が検討された全栄養素の妥当性の平均または中央値をこの目的に用いることができる．これは，食事調査への丁寧さの程度が，エネルギー摂取量と各栄養素・食品の摂取量との間である程度の正の相関をもつことが多いため，エネルギー摂取量を調整することで，この問題が結果に与える影響が軽減されると考えられるためである．しかし，ナトリウムのように，食事調査への丁寧さの個人差がエネルギー摂取量にあまり関連しない栄養素では，エネルギー摂取量による調整はあまり有用でないかもしれない．

【例】 食事記録を行い，質問票から計算された13種類の栄養素についてランク能力をエネルギー調整[注]の有無で比較したところ，**表3-5** のように，エネルギー調整をした場合に平均0.09ほど相関係数が低下している[10]．

b）男女を区別せずに報告している場合

年齢が同じでも，エネルギーや栄養素，食品の摂取量は総じて女性よりも男性のほうが多い．そのため，男女を一つの集団として妥当性を算出すると，男性と女性を分けて別々に妥当性を算出した場合よりも高い（よい）妥当性が得られる．一方，多くの栄養素・食品の摂取量とエネルギー摂取量との比には顕著な男女差は少ないため，エネルギー調整を行ったうえで妥当性を算出する場合には，この問題の影響は比較的小さい．

食事アセスメントを集団に行い，その結果を集計する場合，通常は男性と女性は別に集計する．関連する健康問題や生活習慣に性差があるためである．男女は分けて報告するのが基本である．

c）欠損値が多い食品成分表を用いた場合

食事記録法または24時間思い出し法がゴールドスタンダード（G）に用

標準偏差

ある変数の分布の広がりの程度を表す統計量．正規分布の場合は，（平均−1×標準偏差）から（平均＋1×標準偏差）の範囲に対象者全員のおよそ7割が含まれる．

エネルギー調整

ほぼすべての栄養素摂取量の測定誤差は，エネルギー摂取量の測定値の測定誤差と高い相関をもつ．そこで，栄養素摂取量の測定誤差からエネルギー摂取量の測定値の測定誤差の分を除くことによって，栄養素摂取量の測定精度を高めることができる．そのために用いられる．調整方法は複数あり，密度法と残差法がよく用いられる．

いられる場合，Gも，妥当性を検討したい質問票（T）も食品成分表を用いて栄養素摂取量を算出する．この時，食品成分表に欠損値注が多く，成分値が欠損である食品がTに少なくてGに多い場合に問題が生じる．成分値が欠損である食品に由来するその栄養素は完全にゼロ（摂取しなかった）とみなされる．全体からみればごく一部の成分値が既知の食品に由来する摂取量がGによって把握される．そして，成分値が既知の食品が選択的にTの質問項目に含まれていたとすると，真の妥当性よりも高い（よい）妥当性が示されてしまう．逆に，成分値が未知の食品が選択的にTの質問項目に含まれていたとすると，真の妥当性よりも低い（悪い）妥当性が示されてしまう．

このような場合には，食品成分表の欠損値を何らかの方法で埋めて（補完して）おき，これを使って妥当性の検討を行わねばならない．食品成分表の欠損値を補完する作業は理論的にも技術的にも非常に難しく，それだけでも大きな研究分野である．たとえば，わが国では主要脂肪酸[11]やトランス脂肪酸[12]，糖類について行った例[13]がある．

また，この食品成分表における欠損値は，個人や集団の摂取量を評価した場合，過小評価を生むため注意が必要である．

欠損値
測定できなかったか回答が得られず，値が欠けている状態のこと．

❼対象者特性における諸注意

厳密にいえば，妥当性を検討した集団にしか，その妥当性の結果は利用できない．しかし，これでは，妥当性の検討を行う価値は限定的なものになりすぎてしまう．そこで，厳密に走りすぎず，現実的に考える姿勢が必要であろう．たとえば，年齢が少し異なっていても，類似であれば参照可能と考えるといった姿勢である．

一方，小児や幼児の場合は，発育に従って摂取する食品が変わっていくだけでなく，質問票への回答能力も変わっていく．そのために，かなり年齢を限定した妥当性の検討がなされてほしいところである．しかし，実際にはそれは容易ではなく，年齢がある程度異なっていても，たとえば，10歳で妥当性の検討が行われていれば15歳には利用可能であろうといった拡大解釈

COLUMN
検索の達人になろう！

ちょっと気になるお店から就活まで，何でもネットで検索できる時代になった．これは栄養学でも同じである．ぜひ，「検索」をしてこの教科書で学んだ知識をもっと深めてもらいたい．しかし，ネット情報は玉石混交．確かな情報源に限定して検索することが大切だ．栄養学を含む医学分野でもっとも信頼度が高い情報源（データベース）がPubMed（パブ・メド）である．3,000万以上の研究論文にアクセスして，その概要を読めるというすばらしいサイトで，無料で登録も不要だ．

https://pubmed.ncbi.nlm.nih.gov/ に入ると検索画面が現れるので，検索式を入力して，Searchボタンを押す．検索式の書き方の基本は，検索したい用語を " " と（ ）とANDとORでつなぐだけである．

"Sasaki S" AND (validity OR validation) AND (diet OR dietary OR food) AND questionnaire といった具合である（単語の意味は辞書で調べてみてほしい）．人の名前は "Sasaki S" のように入力する．

大学の先生は学生を教育する教育者であると同時に，研究をして論文を書く研究者でもある．先生たちの研究成果が集められたサイトがPubMedだ．なお，国内専用のサイトもあるが，やはり，世界全体をカバーしているPubMedが絶対に（！）お勧めである．卒論でも役に立ってくれるだろう．

もある程度は必要である．認知能力や回答能力の低下が懸念される高齢者に
対しても注意が必要であろう．

　集団特性で特に注意したいものとして，食事についての知識や報告能力が
ある．たとえば，栄養士を対象として行われた妥当性研究の結果が一般集団
に適用しにくいことは容易に想像できるだろう．

❽質問票の妥当性

　質問票の妥当性は，単純に相関係数などの数値の高低によって判断すべき
ではない．妥当性の結果は研究デザインと報告方法の質に強く依存する．丁
寧に行われ，客観的に報告された結果が信頼できる結果である．

　しかしながら，妥当性の検討は質問票の開発とともに，非常に高度かつ困
難な研究である．したがって，妥当性の良否の前に，妥当性の検討がなされ
ていること自体が重要であり，妥当性の結果については，ここで述べたよう
な批判的態度よりも，妥当性の検討がなされていること自体を評価する態度
をもっていただきたい．大切なのは，妥当性研究の結果を科学的に読み解
き，結果を正しく理解して，質問票を正しく利用しようとする姿勢である．

Chapter

4

身体状況のアセスメント

学修到達ポイント

身体状況のアセスメントは栄養状態を評価するための基礎である．適切な評価・判定のため，それぞれの指標がどのような意味をもつのかを深く理解する必要がある．
- 身体状況のアセスメントの意義と目的について説明できる．
- 身体計測法の種類，方法，特徴，評価指標に影響をもたらす要因について説明できる．
- 臨床検査の種類，方法，基準値設定の考え方と精度，評価指標に影響をもたらす要因について説明できる．
- 臨床診査の種類，方法，栄養素の過不足による身体徴候，評価指標に影響をもたらす要因を説明できる．

　栄養状態を評価・判定するための基礎データとなる身体状況のアセスメントについて，その種類と特徴を解説し，対象や目的に応じた方法を選択・適用する力と，得られたデータを分析・評価し，判断する力を身につけることができる内容を取り上げる．

1. 身体状況のアセスメントの意義と目的

　身体状況のアセスメントには，身体計測，臨床検査（血液や尿の検査値等），臨床診査のそれぞれから得られる評価指標がある．これらは，多職種が評価指標として用いており，医療の現場では，医師が病気の診断を行うために多くの検査項目についてアセスメントする．管理栄養士は，多数の評価指標のうち，栄養状態と関連が報告されている項目についてアセスメントする．評価方法や評価指標について，他の職種と情報共有できるよう，適切に理解しておく．

　臨床検査は専門の技師や分析機器を必要とするため，費用がかかるが，身体計測や臨床診査の多くの項目は比較的短時間で安価にアセスメントでき，栄養評価指標としての有用性が高い．これらの手法は，迅速，簡便で非侵襲であることから，栄養スクリーニング（p7）にも用いられている．また，医療分野に限らず，保健分野においても実施しやすいことから，どの職域においても，管理栄養士が積極的にこれらの評価に関わっていく体制を作るこ

とが必要である．たとえば，保育所や学校において，定期的な身体計測や問診に関与し，得られた結果を記録して栄養学的に分析・評価することで，給食献立に反映させるとともに，他職種に情報提供し，食に関わる環境の改善など，栄養管理の向上につなげる仕組みを築くことができる．

また，対象者の特徴や栄養問題によって，アセスメントする目的や項目が異なることから，職域ごとに得られた結果を蓄積し，客観的に分析して，対象別のエビデンスとして構築していくことも求められている．たとえば，高齢者施設の身体計測は，肥満予防だけでなく，低栄養を回避することが重要ポイントとなる．低栄養を回避するには，食事調査はもちろんのこと，摂食機能や身体機能，活動状況などのアセスメントも合わせて実施し，データを蓄積して項目間の関連性や因果関係を分析し，標準化，系統化しなければならない．このように職域ごとのエビデンスの構築は，管理栄養士による栄養管理の質をいっそう向上させることにつながる．

2. 身体計測法の種類と意義

1）身体計測の方法

身体計測で得られる数値は，**体格の把握指標**となるほか，人体構成成分を測定，算出することができる栄養指標である．計測する項目には，身長，体重，体組成，体周囲長，上腕周囲長（上腕囲），皮下脂肪厚（皮脂厚）などがある．これらによって**身体構成成分量**，**栄養素代謝状態の質的評価**ができ，これらをもとに**栄養状態の判断**を行い，対象者に対する栄養補給量の決定をすることができる．身体計測は比較的安価で簡便に測定でき，結果が迅速に出ることから，栄養スクリーニング，栄養アセスメントやモニタリングで広く用いられている．

身体計測の結果は計測者が変わることにより誤差が生じやすいため，計測者は十分に訓練を受け，個人間誤差を少なくするように努め，同時に個人内誤差を把握することが必要である．

2）身体計測法の選択と適用

表 4-1 に身体計測に関する略号を示す．

❶身長

身長（H）は，**身体発育の指標**として用いられるほか，理想体重の算出や，体重計測値と併せて BMI（p124 参照）の算出に用いられ，対象者の体格を評価する指標となる．

立位身長が測定可能な場合は，身長計を用いて測定する．直立できない場合や極端な脊柱弯曲などにより立位身長の計測が不可能な時は，伸縮しないメジャーテープを用いて仰臥位身長を計測する（小コラム参照）．また，メジャーでの身長計測ができない場合は，坐高（SH），指極^注（SA），膝高

身長計で計測できない場合は？
高齢者に見られる老人性後弯症（円背）などで仰臥位ができない場合は，メジャーテープを使用し，背の曲がり具合に合わせて 3〜4 点程度計測点を設定し，直線で結んだ線の長さと頭部および下肢部の長さをメジャーで測り，すべての合計の長さを身長として扱う．

指極
水平に腕を伸ばした時の左右の中指先間の距離．

膝高（膝下高）
踵骨から脛骨点までの高さ．

表 4-1 ● 身体計測に関する略号一覧

略号（正式名）		日本語名
AC	(arm circumference)	上腕周囲長
AMA	(arm muscle area)	上腕筋面積
AMC	(arm muscle circumference)	上腕筋囲
BF	(body fat)	体脂肪
BMI	(body mass index)	体格指数
BW	(body weight)	体重
CC	(calf circumference)	下腿周囲長
H	(height)	身長
IBW	(ideal body weight)	理想体重
KH（または KN）	(knee height)	膝高
LBM	(lean body mass)	除脂肪体重
LBW	(loss of body weight)	体重減少量
SA	(span of arms)	指極
SH	(sitting height)	坐高
SSF	(subscapular skinfold thickness)	肩甲骨下部皮下脂肪厚
TSF	(triceps skinfold thickness)	上腕三頭筋皮下脂肪厚
UBW	(usual body weight)	平常時体重
W/H（または WHR）	(waist to hip ratio)	ウエストヒップ比

（膝下高）^注（KN または KH）の測定値から身長を推定する.

身長推定式

$$H（cm）= SH（cm）× 11 ÷ 6$$
$$= SA（cm）$$

予測身長の推定式（宮澤ら）

［男性］H（cm）= 64.02 + 2.12 KH − 0.07 ×年齢

［女性］H（cm）= 77.88 + 1.77 KH − 0.10 ×年齢

❷体重

　体重（BW）は，標準体重との比較，BMI の算出による体格判定や日本人の食事摂取基準（2020 年版）による目標 BMI との比較（エネルギー摂取状態の評価および栄養改善計画の指標），平常時体重と計測時体重の差による栄養不良のリスク推定や筋肉量・体脂肪量の算出などに使用され，**栄養指標**として大きな役割を有している.

　体重計にのれない状況である時は，全体の体重における身体各部の割合（**図 4-1**）を参考にするほか，日本人のデータをもとに上腕周囲長（AC），肩甲骨下部皮下脂肪厚（SSF），膝高，年齢から予測体重を算出できる推定式が発表されている.

予測体重の推定式（宮澤ら）

［男性］BW（kg）= 1.01 KH + 2.03 AC + 0.46 TSF + 0.01 ×年齢− 49.37

［女性］BW（kg）= 1.24 KH + 1.21 AC + 0.33 TSF + 0.07 ×年齢− 44.43

　体重計測時間帯は朝とし，起床および排泄後に裸体あるいは下着または下着と同程度の軽装で行う. また，体重変動を把握するためにも測定時刻をほぼ同じにする. 体重計測は 1〜2 週間ごとの頻度で行い，現体重を**平常時体**

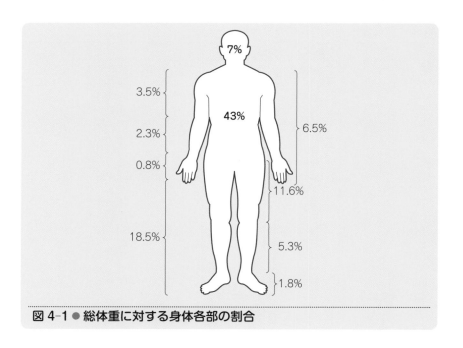

図 4-1 ● 総体重に対する身体各部の割合

重（UBW）で除して％平常時体重（%UBW）を求めて評価する．この時，75％未満は高度，75％以上85％未満は中等度，85％以上95％未満は軽度の栄養障害があると考えられる．さらに，現体重が平常時体重から減少した割合である**体重減少率**[注]（%LBW）でも栄養障害の存在の考えることができる．最近6か月の%LBW が10％以上，あるいは1日の%LBW が0.2％以上持続する場合は，中等度の栄養不良が推測される．

体重減少率
体重減少率（%）＝〔平常時体重（kg）－現体重（kg）〕÷平常時体重（kg）× 100

❸ BMI

身長と体重から算出〔体重（kg）÷身長（m）^{2}〕し，**やせ・肥満の評価**に用いられる．同一の算出式でケトレー指数（Quetelet index）とも呼ばれ，また，小児科領域においてもカウプ指数（Kaup index）と呼ばれる．日本肥満学会の肥満の判定基準を**表 4-2** に示す．BMI が増加すると，肥満症，糖尿病，脂質異常症，高血圧症，高尿酸血症などの有病率が高くなる．一方，BMI が低く，やせ・るい痩の場合には，貧血，呼吸器疾患，消化器疾患の有病率が高くなる．

理想体重（IBW）は標準体重とも呼ばれ，疫学調査でもっとも疾患の少なかった BMI 22.0 に当たる体重とされている．現体重を理想体重で除した**％理想体重**[注]（%IBW）は筋たんぱく質の消耗の状態を把握でき，70％未満が高度，70％以上80％未満は中等度，80％以上90％未満は軽度，90％以上が正常と考えられる．

％理想体重
％理想体重＝現体重（kg）÷理想体重（kg）× 100

日本人の食事摂取基準（2020 年版）では，BMI による体格判定によりエネルギー摂取状態を評価する．観察疫学研究の結果から得られた総死亡率，疾患別発症率，BMI との関連，死因と BMI との関連などから当面目標とする BMI の範囲（p52，表 2-9）を年齢別に示している．目標とする BMI の範囲である場合は，エネルギー摂取量が適切であると判断する．しかし，範

表 4-2 ● 肥満の判定基準

BMI		判 定
18.5 未満		低体重
18.5 以上	25.0 未満	普通体重
25.0 以上	30.0 未満	肥満 1 度
30.0 以上	35.0 未満	肥満 2 度
35.0 以上	40.0 未満	肥満 3 度
40.0 以上		肥満 4 度

囲上限値以上の場合はエネルギー摂取過剰のおそれ，範囲下限値未満の場合はエネルギー摂取不足のおそれがないか，他の要因も含めた総合的判断が必要である．

❹体脂肪

BMI と体脂肪率は相関が高く，BMI から間接的に体脂肪量を推測することができる．体脂肪率は，上腕三頭筋皮下脂肪厚と肩甲骨下部皮下脂肪厚から算出できる．また，体重測定および体脂肪率の算出により除脂肪体重[注]（LBM：lean body mass）を算出することができる．

体脂肪率算出式

[男性] BF% = [4.57 ÷ 〔1.0913 − 0.00116 (TSF + SSF)〕 − 4.142] × 100

[女性] BF% = [4.57 ÷ 〔1.0897 − 0.00133 (TSF + SSF)〕 − 4.142] × 100

最近は，体脂肪率を**生体インピーダンス法（BIA）**により測定する機器が普及してきている．これは，生体内の電気抵抗を測定し，体重とともに体水分量から体脂肪率を測定するものである．しかし，この方法は生体の状況や食事の状態などの影響を受けやすい．

❺皮下脂肪厚

皮下脂肪厚は，**体脂肪量**を算出するための測定項目である．皮下脂肪厚の減少は体脂肪量の減少を意味することから，エネルギー貯蔵に関する評価を得ることができる．

皮下脂肪厚の測定は，主に上腕三頭筋や肩甲骨下部で皮下脂肪厚測定器（キャリパー）を用いて行う（**図 4-2**）．上腕三頭筋皮下脂肪厚（TSF）は，利き腕ではない側の肩峰から尺骨の肘頭までの距離の中心部（上腕骨中点）背部から 1 cm 離れた位置の皮膚を脂肪層と筋肉部分を分離するようにつまみ，その厚さをキャリパーで計測する．肩甲骨下部皮下脂肪厚（SSF）は，肩甲骨下端の真下 1～2 cm を背骨に対して斜め約 45°の角度で筋肉層と皮下脂肪層を分離するようにつまみ上げ，その厚さをキャリパーで計測する．浮腫のある対象者は正確な値を得ることができないので，浮腫がある場合はそれを記録する．

なお，簡易普及版として JARD（Japanese anthropometric reference data）2001 の標準値を用いて評価する場合は，JARD2001（**表 4-3**）で使用

除脂肪体重
全体重のうち，体脂肪を除いた筋肉や骨，臓器の総量.

生体インピーダンス法（BIA）とは
生体に微量な交流電流を流して電気伝導性（インピーダンス）を測定することにより，電気抵抗値とその長さを測定でき，容積を推測することができる．特に，電流はその大半が電気伝導率の高い除脂肪組織を流れるので，除脂肪組織の容積を推定でき，それと同時に体重を測定しているため，除脂肪量および体脂肪量・率を推定することができる.

寝たきりの対象者の皮下脂肪厚の測定
寝たきりの対象者の場合は，計測側を上にして反対側の腕は体に対して前方に伸ばして，横たわって計測する.

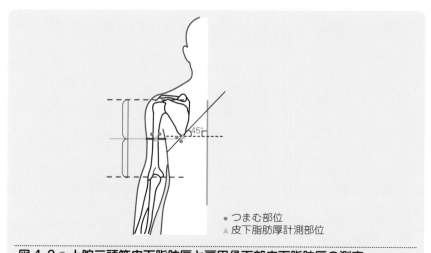

図 4-2 ● 上腕三頭筋皮下脂肪厚と肩甲骨下部皮下脂肪厚の測定
(杉山みち子：栄養アセスメントの実施．第3版，p7-9，医科学出版社，2003 をもとに作成)

● つまむ部位
▲ 皮下脂肪厚計測部位

表 4-3 ● 日本人の身体計測基準値

年齢	上腕周囲長(cm)：AC 平均値 男性	女性	下腿周囲長(cm)：CC 平均値 男性	女性	上腕三頭筋皮下脂肪厚(mm)：TSF 平均値 男性	女性	肩甲骨下部皮下脂肪厚(mm)：SSF 平均値 男性	女性	上腕筋囲(cm)：AMC 平均値 男性	女性	上腕筋面積(cm²)：AMA 平均値 男性	女性
18～24歳	26.96	24.87	35.83	34.65	10.98	15.39	11.64	13.72	23.51	20.04	44.62	32.52
25～29歳	27.75	24.46	36.61	34.11	12.51	14.75	14.37	13.48	23.82	19.82	45.83	31.77
30～34歳	28.65	23.75	37.70	34.00	13.83	14.50	16.63	14.70	24.36	20.21	47.82	33.01
35～39歳	28.20	25.30	37.57	34.66	12.77	16.14	16.35	16.21	24.19	20.27	46.74	33.14
40～44歳	27.98	26.41	37.15	35.03	11.74	16.73	16.16	17.33	24.30	21.21	47.55	36.23
45～49歳	27.76	26.02	36.96	34.38	11.68	16.59	14.91	16.69	24.09	20.77	46.73	34.83
50～54歳	27.56	25.69	36.67	33.54	12.04	15.46	15.62	15.11	23.78	20.85	45.61	34.96
55～59歳	26.89	25.99	35.48	32.82	10.04	16.76	13.60	16.17	23.74	20.83	45.32	35.17
60～64歳	26.38	25.75	34.46	32.01	10.06	15.79	13.07	16.09	23.22	20.89	43.46	35.35
65～69歳	27.28	26.40	33.88	32.43	10.64	19.70	18.26	23.23	23.94	20.14	46.06	32.72
70～74歳	26.70	25.57	33.10	31.64	10.75	17.08	16.48	19.57	23.34	20.24	43.97	33.20
75～79歳	25.82	24.61	32.75	30.61	10.21	14.43	15.81	16.22	22.64	20.09	41.37	32.69
80～84歳	24.96	23.87	31.88	29.23	10.31	12.98	14.57	15.09	21.72	19.84	38.22	31.84
85歳以上	23.90	22.88	30.18	28.07	9.44	11.69	11.83	11.92	20.93	19.21	35.44	29.37

(日本栄養アセスメント研究会身体計測基準値検討委員会：日本人の新身体計測基準値．栄養—評価と治療，19(suppl.)：52-62，2002 をもとに作成)

されたものと同じ仕様のアディポメーターを用いて測定する．

❻上腕周囲長・上腕筋囲・上腕筋面積

筋肉たんぱく質量を把握する指標として用いられる．上腕周囲長（AC）は，上腕三頭筋皮下脂肪厚を測定した部位（上腕骨中点）の周囲を測定する．上腕筋囲（AMC）と上腕筋面積（AMA）は，上腕三頭筋皮下脂肪厚および上腕周囲長の値を利用し，算出する．

なお，上腕周囲長に簡易普及版として JARD2001 の標準値を用いて評価する場合は JARD2001 で使用されたものと同じ仕様のインサーテープを用

いて測定する．

$$AMC (cm) = AC (cm) - \pi \times TSF (mm) \div 10$$
$$AMA (cm^2) = [AC (cm) - \pi \times TSF (mm) \div 10]^2 \div 4\pi$$

得られた上腕周囲長，上腕三頭筋皮下脂肪厚および上腕筋囲は，表4-3に示した日本人の新身長計測基準値（JARD2001）と比較して％で示す．実測値や算出値が基準値の80〜90％であれば軽度低栄養，60〜80％では中等度低栄養，60％以下では高度低体重にあると判断する．上腕筋囲が小さいことは筋肉量が少ないことを意味し，褥瘡が起こりやすいことを示す．短期間ではあまり変化が見られないが，ある一定の期間をおいて継続的に計測し，栄養状態を推測する必要がある．

❼ 下腿周囲長

下腿筋肉量の指標として下腿周囲長（CC）が用いられる．筋肉萎縮の激しい神経筋疾患や下腿浮腫など測定値に影響を受けやすく，測定する際にはこれらの疾患の有無やその影響を理解しておく必要がある．

❽ 腹囲

腹囲（ウエスト周囲長）は，**メタボリックシンドローム**[注]（内臓脂肪型肥満）のリスクの有無を判断する指標として用いられる．

❾ ウエスト/ヒップ比

脂肪の蓄積のタイプ（上半身：内臓脂肪型肥満，下半身：皮下脂肪型肥満）から**内臓脂肪型肥満の可能性を推定**する方法がウエスト/ヒップ比（W/H）である．W/Hが男性は0.9以上，女性0.8以上であれば内臓脂肪型肥満の可能性が高い，一方，皮下脂肪型肥満はW/Hが男女ともに0.7以下であることが多い．

❿ その他

上腕筋囲，筋肉たんぱく質量が身体機能に影響を及ぼす筋肉量や筋力の推定に用いられるのに対して，呼吸筋力および握力は比較的容易に測定できることから，栄養介入のモニタリングや効果判定に有用である．これらは，筋組織の機能的評価項目として用いられる．また，握力は他の指標とともにサルコペニアの診断基準に用いられる．

a) 呼吸筋力

呼吸筋力はスパイロメーターで最大呼気圧，最大吸気圧[注]を測定し，標準値に対する割合（％）から評価する．この数値の低下は栄養不良を示し，この評価結果は，慢性呼吸器不全や術後の対象者において肺炎などの肺合併症のリスクが高くなっていることを示す．

b) サルコペニアの判断に用いられる身体計測指標

アジア人のサルコペニア[注]の診断基準は「**筋肉量の低下**」「**筋力の低下**」「**歩行速度の低下**」の3つである．「筋肉量の低下」の評価には，体脂肪の項で述べたBIA法や，エネルギーレベルの異なる2種のX線で吸収率の違い

メタボリックシンドローム

腹部の内臓に脂肪が蓄積した内臓脂肪型肥満に加えて，高血糖，高血圧，脂質異常のうちいずれか2つ以上を併せもった状態．

最大呼気圧・最大吸気圧

最大呼気圧とは，全肺量位にて最大呼気努力をした際に発生する最大口腔内圧．息を吐く筋力の指標となる．最大吸気圧とは，残気量位にて最大吸気努力をした際に発生する最大口腔内圧．息を吸う筋力の指標となる．栄養状態の悪化は呼吸筋力の低下をきたし，呼吸不全を起こしやすくするといわれている．

サルコペニア

「加齢に伴う筋力の減少または老化に伴う筋肉量の減少」をさし，筋肉量の減少を必須として，それ以外に筋力または身体能力の低下のいずれかが存在すれば，サルコペニアと診断する．

から骨量や筋肉量や体脂肪量を測定する二重エネルギー X 線吸収測定法（DEXA 法）を用いるほか，コンピューター断層撮影法（CT）や各磁気共鳴画像法（MRI）による骨格筋の筋肉量の測定を行う．「筋力の低下」の評価には，握力測定を行う．歩行速度の評価では，5 m の歩行テスト（予備路も併せて 11 m）で通常歩行速度を測定し，秒速を算出する．

3）身体計測の評価指標に影響をもたらす要因

　栄養状態を推測するに当たって，身体計測値を食事の摂取状況と併せて評価することにより，消化吸収に関する個人の状況を把握することができる．また，身体計測値は，現在の食事摂食状況を示すものではなく，**長期間の食事摂取状況**を反映する．そのため，継続的に測定を行い，変動を観察することで，食事摂取に変化が起こった時期や，食事摂取に影響を及ぼす機能低下が起こった時期を把握することができる．特に身体計測値に関して指標の数値に変化が起こるもののなかで，主に対応が必要なのは**体重変化**である．

❶体重減少

　平常時の体重に対して体重減少が起こっている場合，体重減少率（%LBW）を算出し，特に週に 2% 以上，1 か月で 5% 以上，3 か月で 7.5% 以上，6 か月で 10% 以上の減少が起こった場合は，栄養状態の低下があると考えられる．しかし，対象者の体格により，栄養状態の低下の判断は異なってくる．BMI 25.0 以上の肥満者の場合，体重減少率が高くても栄養状態の低下と言い切れない場合があるが，BMI が 18.5 未満の低体重の対象者では，体重減少率が高い場合に栄養状態の低下が起こっている可能性が高い．また，対象者本人だけでなく，対象者をよく知る家族などに対象者の体格の変化や，対象者の着衣の状態（日常着用していた衣服に大きく余裕ができるようになった物が多くなっていないかなど）を聴取し判断する．

❷体重減少の要因と対応

　体重減少は，消費エネルギー量に対する摂取エネルギー量の不足（摂取不足）以外に，高血糖による糖質利用障害，甲状腺機能亢進症，感染症による基礎代謝の亢進，膠原病，生体内の恒常性を乱すような手術などのストレス・臓器の切除，脱水，下剤や利尿剤の服用などの薬物による副作用などで生じる．体重減少が見られる対象者には，その原因が摂取不足によるものであるか，ほかの要因であるかを聴取や検査で正しく判断しなければならない．

　診察を受ける，または入院をする状態にある対象者において，体調が悪いことから食欲低下・食事摂取量が減少している人では，相対的に水分摂取量も減少し，脱水状態による体重減少が起こっている可能性が高い．重症化予防のためにも早急な水分補給などの対応が必要である．また，食事量に変化がない，または増えているにもかかわらず，体重減少が起こっている場合には，疾患の発症や症状の重症化が懸念されるため，検査を実施して詳細に原因を突き止める必要がある．

体重減少している対象者に対して，①体重減少の開始時期，②体重減少は意図的に行ったものか，③薬物の服用があるか，ある場合には服用してからの体重変化があるか，④ストレスを強く感じることが起こっていないか，⑤水分摂取が増えたか，排尿が増えたか，口渇感があるか，⑥過度の運動をし続けていないか，⑦そのほか食生活で変わったことはあるか，などについて聴取し，適切な評価と判断を行う．

❸体重増加

体重増加に関しては，エネルギーの過剰摂取が要因として考えられる．しかし，食事摂取量の変化などを聴取した結果，それほど食事摂取量が変わっていないのに体重増加が見られる場合は，浮腫が起こっていないかを確認する．摂取エネルギー量が増えていないにもかかわらず，体重が増加し，顔だけなど部分的に腫れているような場合には，薬物による副作用によるものかどうかを確認し，副作用の場合には摂取エネルギー量を減らすなどの処置は必要ではない．

❹体重増加の要因と対応

体重が増える代表的な疾患は，腎疾患に起因する尿量減少に伴う浮腫やネフローゼ症候群と肝硬変による腹水，うっ血性心不全である．これらの疾患に伴う体重増加は体脂肪の増加などではなく，浮腫による水分貯留であり，場合によっては体組織の減少が起こっているのに，体重が減少しなかったり増加したりすることもある．浮腫があるかどうかを下肢，腹部の視診・触診を行い観察するほか，心臓が血液を正常に送り出せているかを心胸郭比検査によって確認する．

体重が増加している対象者に対する確認事項は，①体重増加の時期，②浮腫の有無，③体重が増えるような疾患の有無，④薬物の副作用によるものか，⑤糖尿病などの改善によるものか，⑥ひどい便秘か，などを聴取し，適切な検査による評価を行い，エネルギー摂取過剰状態かどうかの判断をする．

3. 臨床検査

1）臨床検査の種類と意義

患者の病態診断，治療法選択，経過観察あるいは健康管理のための健康診断において客観的情報を得るために**臨床検査**が行われる．臨床検査には，対象者より採取した血液，尿，便，組織や細胞等を試料とする検体検査と，対象者自身に対して機能検査や画像検査を行う生理機能検査（生体検査）がある．それぞれの検査の種類を**表4-4，4-5**に示す．一般的に臨床検査には含まれないが，バイタルサインと呼ばれる血圧，脈拍，呼吸数および体温も必要に応じて利用される．

表 4-4 ● 検体検査の種類

一般臨床検査	尿や糞便のように自然に排泄した検体や，脳脊髄液，関節液，腹水，胸水など，医師が穿刺して採取した検体を対象に，化学的分析や顕微鏡観察等が行われる．
血液学検査	各血球の算定や形態の観察を行う血球検査，止血に関わる凝固・線溶・血小板機能検査等がある．
生化学検査	血液中の液体成分（主に血清）を対象として，たんぱく質，生体色素，酵素，含窒素成分，糖代謝関連物質，脂質代謝関連物質，電解質，微量元素，ビタミン，ホルモン，腫瘍マーカー等の濃度測定が行われる．
免疫血清学検査	炎症マーカー，感染の抗原・抗体，自己抗体，補体，アレルギーに関する検査等がある．
微生物学検査	細菌，ウイルス，寄生虫等病原性微生物の有無や種類を判定する．
病理組織学検査 細胞診	採取した組織，尿，喀痰，腹水，胸水等に含まれる細胞を用いて，形態学的な診断を行う．

表 4-5 ● 生理機能検査（生体検査）の種類

機能検査	呼吸器	酸素分圧，二酸化炭素分圧および pH を測定する動脈血ガス分析や，肺活量等を測定するスパイロメトリー等がある．
	循環器	安静時に測定する 12 誘導心電図，体に装着して日常生活を行いながら測定するホルター心電図，運動負荷心電図等がある．
	内分泌・代謝機能	インスリン負荷試験やブドウ糖負荷試験等がある．
	腎機能	クレアチニンクリアランスや糸球体濾過量等がある．
	神経・筋肉	脳波や筋電図等がある．
画像検査	超音波（エコー）	心臓，頸部，乳房，腹部（肝臓，胆嚢，膵臓，子宮）等の臓器の内部構造や血流の観察が可能である．
	エックス線	骨や筋肉等のエックス線透過速度の違いをフィルムに投影して像を得る．
	エックス線造影	消化管等に造影剤を流入して臓器の形態を観察する．
	CT（computed tomography）	エックス線による断層撮影で得た情報をコンピュータ処理して体の内部の画像を得る．
	磁気共鳴画像（MRI）	磁場と電波を利用して体の内部の任意の方向の断層面画像を得る．
内視鏡検査		消化管や気管支にファイバースコープを挿入して観察する．

2）臨床検査の基準値設定の考え方

　臨床検査結果には「あり」または「なし」で示されるものや，形態や画像で示されるものもあるが，連続した数値で示されるものが多い．連続した数値で示された結果を用いて解釈や判断を行う際には，基準値との比較が行われる．基準値と呼ばれるものには基準範囲と臨床判断値がある．

❶基準範囲

　基準範囲とは，定められた条件に当てはまる健康な対象者より得られた測定値の分布の両端 2.5% を除いた中央 95% の範囲のことである．以前は各施設固有の基準範囲が用いられていたが，現在は日本臨床検査標準協議会基準範囲共有化委員会が公開している「日本における主要な臨床検査項目の共用基準範囲」〔表 4-9（p134）参照〕の共有化が進められている．

❷臨床判断値

　臨床判断値とは，特定の疾患に対する診断を行う際に参照される値であり，カットオフ値（診断閾値），治療閾値，予防医学閾値がある．

a) カットオフ値

　カットオフ値は検査結果が陽性か陰性かを判定する境界値であり，腫瘍マーカー[注]等で用いられている．疾患あり群と疾患なし群の検査結果の分布が**図4-3**（1）に示すように独立している場合にはカットオフ値を容易に設定できるが，実際には図4-3（2）のように混在する領域がある．

　カットオフ値の信頼性を評価する指標として，**敏感度と特異度**がある．**表4-6**に疾患の有無と検査結果の分布例を示す．疾患ありで検査結果陽性のaと疾患なしで検査陰性のdは検査結果が疾患有無と適合している．疾患がないにもかかわらず検査結果が陽性となるcは偽陽性，疾患があるにもかかわらず検査結果が陰性となるbは偽陰性であり，疾患の有無と検査結果が適合していない．敏感度はa÷（a＋b）であり，疾患ありを陽性と判定できる割合である．特異度はd÷（c＋d）であり，疾患なしを陰性と判定できる割合である．図4-3（2）の分布においてカットオフ値を①に近づけると疾患ありの者のうち検査結果が陽性となる者が増えるため敏感度は高くなる

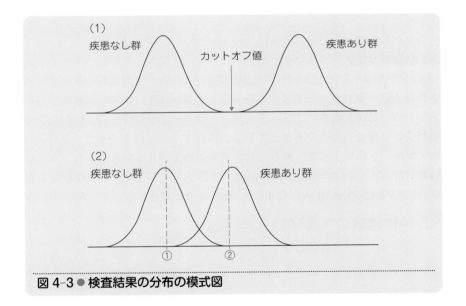

腫瘍マーカー

腫瘍細胞に特有な成分や腫瘍細胞が産生する特異的な成分であり，がんの診療に用いられる．

図4-3 ● 検査結果の分布の模式図

表4-6 ● 疾患の有無と検査結果の分布例

検査結果		疾患 あり	疾患 なし	
	陽性	a	c	a＋c
	陰性	b	d	b＋d
		a＋b	c＋d	a＋b＋c＋d

敏感度＝a÷（a＋b），特異度＝d÷（c＋d）
陽性反応的中度＝a÷（a＋c），陰性反応的中度＝d÷（b＋d）

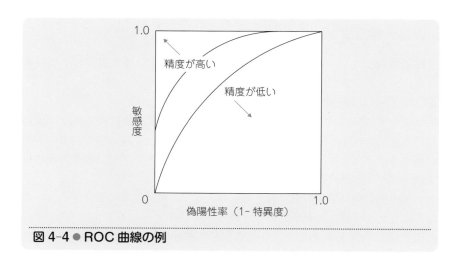

図 4-4 ● ROC 曲線の例

が，疾患なしの者のうち検査結果が陰性となるものが減るため特異度は低くなる．カットオフ値を②に近づけると，特異度は高くなるが敏感度が低くなる．検査の精度を検討する方法として**図 4-4** に示す ROC 曲線（receiver operating characteristic curve）がある．横軸に偽陽性率（1−特異度），縦軸に敏感度をとり，精度が高い検査では左上の偽陽性率 0 と敏感度 1 の点に近い位置を通る曲線が描かれる．カットオフ値の信頼性を評価する指標は他に，陽性反応的中度と陰性反応的中度がある．

b）予防医学閾値

　生活習慣病の診断には予防医学閾値が用いられる．脂質異常症診断のための中性脂肪（トリグリセライド）やコレステロール値，糖尿病診断のための血糖値がその例である．予防医学閾値は，コホート研究[注]をもとに学会等で専門家の審議により設定される．日本動脈硬化学会「動脈硬化性疾患[注]予防ガイドライン」による脂質異常症診断基準，および日本糖尿病学会「糖尿病治療ガイド」による空腹時血糖値および 75 gOGTT（75 g ブドウ糖負荷試験）[注]による判定区分と判定基準を**表 4-7**，**4-8** に示す．

3）検体検査の主な項目と基準値

　栄養管理のための身体アセスメントの際に用いられるのは主に検体検査結果であり，特に血液学検査の血球検査，生化学検査のたんぱく質，酵素，含窒素成分，糖代謝関連物質，脂質代謝関連物質等が参照される．これらの主な項目の共用基準範囲および厚生労働省による健診検査項目の保健指導判定値と受診勧奨判定値を**表 4-9** に示す．健診検査項目の判定値のうち，ヘモグロビンは WHO（World Health Organization）の貧血の判定基準など，AST，ALT および γ-GT は日本消化器病学会肝機能研究班意見書，eGFR は日本腎臓学会「CKD[注]診療ガイド」など，血糖および HbA1c は日本糖尿病学会「糖尿病治療ガイド」など，中性脂肪およびコレステロールは日本動脈硬化学会「動脈硬化性疾患診療ガイドライン」などに基づいて設定されている．すなわちこれらは臨床判断値であり，共用基準範囲とは値が異なる．

コホート研究

要因をもつ集団ともたない集団の 2 群を長期間追跡調査し，疾病の罹患率等の比較を行う分析疫学の方法．

動脈硬化性疾患

動脈の血管壁の硬化や血管内側へのプラーク生成により引き起こされる，心筋梗塞，狭心症，脳梗塞等の疾患．

75 gOGTT

10 時間以上絶食した状態で採血後にブドウ糖 75 g を含む水を飲み，その後の血糖値変化を測定する検査．

CKD

慢性腎臓病（chronic kidney disease）．腎障害と腎機能低下（eGFR が 60 mL/分/1.73 m² 未満）のいずれかまたは両方が 3 か月以上続いている状態．

表 4-7 ● 脂質異常症診断基準

LDL コレステロール	140 mg/dL 以上	高 LDL コレステロール血症
	120〜139 mg/dL	境界域高 LDL コレステロール血症**
HDL コレステロール	40 mg/dL 未満	低 HDL コレステロール血症
トリグリセライド	150 mg/dL 以上（空腹時採血*）	高トリグリセライド血症
	175 mg/dL 以上（随時採血*）	
Non-HDL コレステロール	170 mg/dL 以上	高 non-HDL コレステロール血症
	150〜169 mg/dL	境界域高 non-HDL コレステロール血症**

* 基本的に 10 時間以上の絶食を「空腹時」とする．ただし水やお茶などカロリーのない水分の摂取は可とする．空腹時であることが確認できない場合を「随時」とする．
** スクリーニングで境界域高 LDL-C 血症，境界域高 non-HDL-C 血症を示した場合は，高リスク病態がないか検討し，治療の必要性を考慮する．
● LDL-C は Friedewald 式（TC−HDL-C−TG/5）で計算する（ただし空腹時採血の場合のみ）．または直接法で求める．
● TG が 400 mg/dL 以上や随時採血の場合は non-HDL-C（= TC−HDL-C）か LDL-C 直接法を使用する．ただしスクリーニングで non-HDL-C を用いる時は，高 TG 血症を伴わない場合は LDL-C との差が＋30 mg/dL より小さくなる可能性を念頭においてリスクを評価する．
● TG の基準値は空腹時採血と随時採血により異なる．
● HDL-C は単独では薬物介入の対象とはならない．
（日本動脈硬化学会編：動脈硬化性疾患予防ガイドライン 2022 年版．p22, 日本動脈硬化学会, 2022 より）

表 4-8 ● 空腹時血糖値および 75 gOGTT による判定区分と判定基準

	血糖測定時間		判定区分
	空腹時	負荷後 2 時間	
血糖値（静脈血漿値）	126 mg/dL 以上 または	200 mg/dL 以上	糖尿病型
	糖尿病型にも正常型にも属さないもの		境界型
	110 mg/dL 未満 および	140 mg/dL 未満	正常型

（日本糖尿病学会編著：糖尿病治療ガイド 2020-2021．p24, 文光堂, 2020 より）

病院や検査機関によって検査結果に示される基準値が異なっているのは，利用する基準範囲のデータが異なる場合があることや臨床判断値も含めた総合的見解から設定することによる．栄養アセスメントに検査結果の基準値を参照する場合には，その基準値がどのように設定されているものであるのかを理解しておく必要がある．

尿検査は主に尿試験紙を用いて実施され，1 枚の試験紙でブドウ糖，たんぱく質，潜血等複数の項目の半定量試験が可能である．ブドウ糖，たんぱく質，潜血の基準値はいずれも（−）であり，（＋）以上の場合には再検査や精密検査が必要である．

4）臨床検査の評価指標に影響をもたらす要因

臨床検査値は生理的な要因によって変動する．共用基準範囲は男女間で差が大きい項目については男女別に設定されている（表 4-9）．赤血球数，ヘモグロビン，ヘマトクリット，ALT，γ-GT，クレアチニン，尿酸，中性脂肪は男性が女性よりも高く，HDL コレステロールは女性が男性よりも高い．加齢により，AST，ALT，γ-GT，クレアチニン，尿酸，血糖，HbA1c，

表4-9 ● 共用基準範囲（一部抜粋）および健診検査項目の保健指導判定値と受診勧奨判定値

項目		略称	単位	性別 a)	共用基準範囲		健診検査項目	
					下限	上限	保健指導判定値	受診勧奨判定値
血液学検査	白血球数	WBC	$10^3/\mu L$		3.3	8.6	b)	b)
	赤血球数	RBC	$10^4/\mu L$	男	435	555	b)	b)
				女	386	492		
	ヘモグロビン	Hb	g/dL	男	13.7	16.8	13.0	12.0
				女	11.6	14.8	12.0	11.0
	ヘマトクリット	Ht	%	男	40.7	50.1	b)	b)
				女	35.1	44.4		
たんぱく質	総たんぱく質	TP	g/dL		6.6	8.1	b)	b)
	アルブミン	Alb	g/dL		4.1	5.1	b)	b)
	C反応性たんぱく質	CRP	mg/dL		0.00	0.14	b)	b)
酵素	アスパラギン酸アミノトランスフェラーゼ	AST	U/L		13	30	31	51
	アラニンアミノトランスフェラーゼ	ALT	U/L	男	10	42	31	51
				女	7	23		
	γ-グルタミールトランスペプチダーゼ	γ-GT	U/L	男	13	64	51	101
				女	9	32		
含窒素成分	尿素窒素	UN	mg/dL		8	20	b)	b)
	クレアチニン	Cr	mg/dL	男	0.65	1.07	b)	b)
				女	0.46	0.79		
	推算糸球体濾過量	eGFR	mL/分/1.73 m^2		b)	b)	60 c)	45 c)
	尿酸	UA	mg/dL	男	3.7	7.8	b)	b)
				女	2.6	5.5		
糖代謝関連物質	血糖（グルコース）	Glu	mg/dL		73	109	100	126
	ヘモグロビンA1c（NGSP）	HbA1c	%		4.9	6.0	5.6	6.5
脂質代謝関連物質	中性脂肪（トリグリセライド）	TG	mg/dL	男	40	234	150	300
				女	30	117		
	総コレステロール	TC	mg/dL		142	248	b)	b)
	HDLコレステロール	HDL-C	mg/dL	男	38	90	39	34
				女	48	103		
	LDLコレステロール	LDL-C	mg/dL		65	163	120	140
	Non-HDLコレステロール		mg/dL		b)	b)	150 d)	170 d)

a) 男女別に示された項目のみ性別欄を設けた．
b) 設定されていない項目は空欄とした．
c) 男性：$194 \times Cr^{-1.094} \times 年齢^{-0.287}$，女性：$194 \times Cr^{-1.094} \times 年齢^{-0.287} \times 0.739$
d) 総コレステロール値 － HDLコレステロール値
（日本臨床検査標準協議会基準範囲共有化委員会：日本における主要な臨床検査項目の共用基準範囲―解説と利用の手引き―．p4，2019/01/25修正版，厚生労働省健康局：標準的な健診・保健指導プログラム【平成30年度版】．p2-52，社会保険出版社，2018より）

中性脂肪，総コレステロール，LDLコレステロールは上昇し，赤血球，総たんぱく質，アルブミンは下降する．女性は特に閉経後にALT，γ-GT，中性脂肪，総コレステロール，LDLコレステロール等が上昇する．生活習

慣によっても影響を受け，高脂肪食を摂取すると中性脂肪，総コレステロール，LDL コレステロールが高くなり，高たんぱく質食を摂取するとアルブミンが高くなる．飲酒によって AST，γ-GT，尿酸，中性脂肪が高くなり，喫煙により白血球が高くなり HDL コレステロールが低くなる．同じ個人を対象とした場合でも，食後は血糖や中性脂肪等が高くなり，運動後は白血球，AST，クレアチニンが高くなる．

　尿検査の場合，検体放置によって細菌が増殖してブドウ糖を消費することがある．また，試験紙を用いた検査では，ビタミン C の存在によりブドウ糖や潜血が偽陰性となることがある．

5）栄養アセスメントにおける臨床検査

　たんぱく質の摂取状態のアセスメントには，血清中の総たんぱく質やアルブミンが用いられる．ただし，炎症等により C 反応性たんぱく質が上昇している時にはアルブミンが低下するため注意が必要である．アルブミンの体内での半減期は 20 日前後であるため，より短期間のたんぱく質摂取状態のアセスメントを行う際には RTP（rapid turnover protein）が用いられる．RTP とは体内での半減期が短い血清たんぱく質であるレチノール結合たんぱく質（半減期：0.5 日，基準範囲：男性 3.6～7.2 mg/dL，女性 2.2～5.3 mg/dL），トランスサイレチン（プレアルブミン，半減期：2 日，基準範囲：男性 23～42 mg/dL，女性 22～34 mg/dL），トランスフェリン（半減期：7 日，基準範囲：男性 190～320 mg/dL，女性 200～340 mg/dL）などの総称である．筋肉たんぱく質の状態のアセスメントには，異化の際に放出される尿中の 3-メチルヒスチジンが用いられる．

　貧血に関するアセスメントには，赤血球数，ヘモグロビン，ヘマトクリット，およびこれらより算出される平均赤血球容積（MCV），平均赤血球ヘモグロビン量（MCH），平均赤血球ヘモグロビン濃度（MCHC）が利用される．WHO による貧血の判定基準は，成人男性ではヘモグロビン濃度が 13.0 g/dL 未満，成人女性では 12.0 g/dL 未満である．肝機能については AST，ALT，γ-GT，腎機能については尿素窒素，クレアチニン，eGFR，尿酸が用いられる．糖代謝関連物質や脂質代謝関連物質の値は食習慣によって影響を受けていることが多いため，食事摂取状況のアセスメントによる糖質や脂質の摂取量と関連づけて評価を行う．

随時尿中ナトリウム／カリウム比

ナトリウムやカリウムの摂取量の食事調査によるアセスメントは困難であるため，それに代わるものとして研究が行われている．少量の尿で簡単に測定できるが，目安となる値が不明確であることから普及が進んでいない．減塩および野菜や果物の積極摂取を促すためのツールとしての活用が期待される．

> **COLUMN**
>
> ### 吹田スコア
>
> 　大阪府吹田市民を対象とした脳・心血管疾患の都市型コホート研究（吹田研究）をもとに開発された冠動脈疾患を予測するリスクスコアであり，2017 年版の動脈硬化性疾患予防ガイドラインではリスクの層別化に採用されている．年齢，性別，喫煙の有無，血圧，HDL コレステロール値，LDL コレステロール値，耐糖能異常の有無，早発性冠動脈疾患家族歴の有無によ
>
> リスコアを算出する．スコアが高いほどリスクが高くなる．スコアを下げるためには喫煙習慣，血圧，HDL コレステロール値，LDL コレステロール値，血糖値や HbA1c を改善しなければならないため，特定保健指導等の場面において対象者と健診結果を見ながら計算し，生活習慣改善につなげるツールとして活用可能である．

4. 臨床診査の種類と意義

臨床診査とは，対象者への問診，観察，触診による身体状況の把握（フィジカルアセスメント）により，栄養状態を判定することである．なお，NCP（栄養ケアプロセス）においては，栄養評価のうち栄養に焦点を当てた身体所見（PD：nutrition-focused physical findings）に該当する．PDの定義は「栄養に焦点を当てた身体検査・問診・医療記録などから派生した病態生理学的症状に関わる栄養に関連した身体特性」とされている．適切な栄養管理を行ううえで，近年は管理栄養士も対象者のフィジカルアセスメントを実施する必要性が高まっている．そこで本項では，問診時のポイントやフィジカルアセスメントの具体的な内容などについて記す．

1）臨床診査の方法

臨床診査の手順としては，通常は問診に次いでフィジカルアセスメントを行う．

❶問診

問診では，対象者の栄養状態に関連する既往歴や現病歴，家族歴，主訴，喫煙歴，飲酒歴，運動習慣などの生活習慣，対象者を取り巻く環境を聞き取る．問診は対象者へのアプローチの第一歩となる．なお，問診の基本的項目には下記a）のような項目があげられる．原則的には**包括的な**病歴聴取を行うが，特定の主訴がある場合には，その症状に焦点を合わせた面接を行う．また，慢性疾患を有する対象者で栄養ケアが必要となる対象者については，対象者の自己管理，栄養ケアへの反応，身体状態，生活の質（QOL）に的を絞った面接が有効であるとされている．

a）問診の基本的項目（主に臨床において）

- 現病歴…医療記録の病歴を確認・参照する．単純に病歴を把握するだけでなく，どのように病状の説明がなされたか，それを対象者がどのように理解しているのか，現在の治療や服薬内容および今後の予定，身体機能・身体活動レベルの変化，傷病や治療による消耗度や侵襲度[注]なども読み取る．
- 栄養歴…食事パターン，摂取量，嗜好，偏食，飲酒状況，サプリメント，健康食品の使用状況など．また，体重変化，食欲，咀嚼・嚥下機能，消化器症状，食物アレルギーの有無，味覚異常の有無なども必要となる．
- 既往歴…既往疾患，継続中の疾患，手術等の既往など．
- 家族歴…近親者の健康状態と病歴，死亡者の死因と死亡年齢など．
- 社会歴…経済状況や職業（勤務形態・内容が食事パターンや食事内容に影響するため），生活環境，家族構成，住宅環境など．

その他，個人歴として喫煙状況や月経，妊娠・出産の経験などについても

PD に含まれる所見
PD には，身体器官，筋肉や皮下脂肪の消耗，口腔衛生，吸引・嚥下・呼吸能力，食欲，感情からの所見が含まれる．

侵襲
生体を傷つけることすべてをさし，病気やけがのみならず手術や医療処置も含まれる．

聞き取る.

b）面接法の基本

面接の準備

- ・情報の収集…診療記録を見直し，把握すべき情報の収集や計画を立てることに役立てる.
- ・面接の目標を設定する…対象者と面接をする前に目標を明確にしておく.「健康支援を行う側の目標」と対象者やその周囲の要望を加味した「対象者中心の目標」の双方を検討しておくのが望ましい. このほか，面接者自身の振る舞いや身だしなみ，面接を行う環境を整えておくことも大切である.

面接時

- ・傾聴…積極的に対象者の話に耳を傾ける. 内容を聴きつつ，対象者の言葉や非言語コミュニケーションを用いて，対象者が気になっている点について話をするよう促す.
- ・共感…ラポール^注の形成に重要な要素となる. 共感を示すには，対象者の気持ちを知ることが必要となる.
- ・要点の明確化…誘導型の質問をし，対象者に詳細を話してもらい，要点を明らかにする. 自由回答方式の質問から始め，的を絞った質問へと移るようにする. ただし，面接者が期待するような返答を示唆する誘導尋問はしてはならない. 一度にたくさん尋ねるのではなく，1つに絞って質問をする. 対象者の回答について，内容があいまいな場合には，さらに一歩突っ込んで聞き取りをしたり，繰り返したりすることで，対象者の気持ちを引き出しやすくなる.
- ・承認…対象者の抱いた感情が正当なものであると承認し，対象者を安心させる.
- ・まとめ…面接中に対象者の話を要約してまとめると，対象者に注意深く話を聞いていることが伝わり，面接者自身も把握できている事項とそうでない事項が明らかとなる.
- ・鼓舞…対象者の考えを引き出し，対象者を心配していることを伝える. 対象者の気持ちを引き出し，承認すること，分かりやすく臨床推論を説明すること，また面接者の知識にも限界があることを隠さないことが，対象者の力づけには必要である.

❷フィジカルアセスメント

　フィジカルアセスメントとは，対象者に対峙して，対象者の症状や身体徴候から情報を収集し，必要に応じて触診や聴診を行うことで，対象者の状態を判断することをさす. フィジカルアセスメントには，**バイタルサイン（生命徴候）** も含まれる.

2）身体徴候

　ここでは，身体徴候^注のうち，特に栄養状態に関係するものを主に取り上げる.

ラポール

フランス語が語源の言葉（rapport）で，「調和した関係」「心が通い合う関係」という意味をもつ. カウンセリングでクライエントとカウンセラーの間に生まれる信頼関係をさす.

徴候

徴候（sign）とは，他者から確認できる様子のことであり，客観的情報である. 対して，症状（symptom）は対象者本人が体験している世界のことで主観的情報である.

表4-10 ● ジャパン・コーマ・スケール（Japan Coma Scale；JCS）

	Ⅰ．刺激しなくても覚醒している状態
0	意識清明
1	だいたい意識清明だが，今ひとつはっきりしない
2	時，場所または人物が分からない（見当障害がある）
3	自分の名前，または生年月日が分からない
	Ⅱ．刺激すると覚醒する*（刺激を止めると眠り込む）
10	普通の呼びかけで容易に開眼する
20	大きな声または身体を揺さぶることにより開眼する
30	痛み刺激を加えつつ呼びかけを繰り返すと，かろうじて開眼する
	Ⅲ．刺激しても覚醒しない
100	痛み刺激に対し，払いのけるような動作をする
200	痛み刺激に対し，少し手足を動かしたり，顔をしかめたりする
300	痛み刺激にまったく反応しない

* 覚醒後の意識内容は考慮しない
R：不穏，I：糞尿失禁，a：自発性喪失を別に表示する（例：30-R，3-I，3-a など）

❶ バイタルサイン

バイタルサインは，簡単に誰でも評価でき，客観的数値により表現される徴候である．代表的な項目として，意識レベル，呼吸数，脈拍，血圧，体温などがあげられる．

a）意識レベル

意識障害に対処するために評価をする．ジャパンコーマスケール（**表4-10**）やグラスゴー・コーマスケールなどがある．意識障害に関係する栄養素として，カリウム，カルシウム，ナトリウム，グルコースがあげられる．低ナトリウム血症は経腸栄養剤を適用している場合に発生しうる．また，アシドーシス，高アンモニア血症も意識障害に関わる．

b）呼吸器系

身体のなかに酸素を取り込む能力を確認するために調べる．フィジカルアセスメントで把握できるのは，換気，ガス交換，肺のなかの血液循環のうち，換気のみである．具体的には呼吸の回数，深さ，様式（胸郭呼吸，腹式呼吸），リズム，音を確認する．

通常，呼吸数12〜20回／分，胸郭呼吸，リズムは一定で，呼吸音もかなり小さい．深い呼吸や激しい呼吸，呼吸数が少ない状況では腹式呼吸となる．酸素が十分に行き届いているのかに関わる事項であり，臨床現場ではパルスオキシメーター[注]も併用して用いられる（90％を下回ると酸素が十分に供給できておらず，呼吸不全の可能性がある）．

c）循環器系（血圧，脈拍）

循環器系は，必要十分な血液が末梢まで届いているかを確認し，適切な体液管理ができているかを評価するために調べる．栄養面では脱水症の評価に関わる．重度の脱水症状として，**頻脈**（正常の脈拍は60〜100回／分，頻脈は100回／分以上），**低血圧**（WHOの基準として，収縮期血圧100 mmHg以下，拡張期血圧60 mmHg以下），**四肢の冷感**，意識レベルの**低下**があげられる．四肢の冷感（末梢冷感）が見られるのは，末梢への血流不足によ

パルスオキシメーター
皮膚を通して動脈血酸素飽和度（SpO_2）と脈拍数を測定するための装置．プローブにある受光部センサーが，拍動する動脈の血流を検知し，光の吸収値からSpO_2を計算する．

る．意識レベルの低下が見られる場合は，脳への血流不足，脳循環が悪化している可能性がある．収縮期血圧が 100 mmHg 未満と低い場合，低ナトリウム血症が疑われる．

d）体温

通常は末梢温（腋下体温，舌下体温）を測定する．重症例では中枢温（直腸温）が使用される．体温が上昇するとエネルギー代謝も上昇する（体温1℃につき**約 15%**上昇）．これに伴い不感蒸泄^注が増加し，かつ発汗も生じるため，発熱時には水分と電解質，グルコースに**ビタミン B₁**等（エネルギー代謝の補酵素）が必要となる．

❷観察・触診

観察（視診）では，身体各部の特徴，異常の有無を判断することになるが，観点を明確にしないと十分な情報となりえない．視診ではまず全体を見る．全体を視診するうえで下記のポイントに留意する．

a）全身

・体形および姿勢…やせ，肥満，浮腫の有無（四肢が細っていないか），立位が可能か，どちらかに身体が曲がっているかなど（活動性に関連する）．
・精神状態，気分…気分がふさぎ込んでいるのかどうか，不安な様子があるかなど（アプローチの仕方に影響する）．
・活動性…どのくらい身体を動かせるのかを判断する．これは，エネルギー摂取必要量に関係する．

これらを観察した後，各部の視診を行う．なお，エネルギーおよび各栄養素の欠乏症および過剰症で見られる身体徴候を**表 4-11**に示す．

b）頭頸部・顔貌

・顔色…赤い（発熱，ステロイド剤の使用の可能性），白い（貧血の可能性），青い（チアノーゼで末梢への酸素供給不足の可能性：貧血），黄色い（黄疸の可能性）．
・顔の形…丸い（肥満やステロイド剤の使用の可能性），また左右の均等性や麻痺の有無も食事管理に大きく関わる．
・外眼部…眼球陥没（脱水症の可能性），眼球突出（バセドウ病の可能性），眼瞼浮腫（水分過剰または栄養不足の可能性）．
・毛髪…年齢に不相応な白髪（ビタミン B₁₂ 不足の可能性），やせ細った毛根および脱毛（クワシオルコルの可能性），手入れが行き届いているか（上肢の可動域の確認，精神的，経済的ゆとりを反映する）．
・声…話せるか（話せない原因は意識障害，聴覚障害，話したくない：受容拒否の現れ），声の大きさ，嗄声の有無や痰の絡み（嚥下障害の可能性），ヒューヒューとした音（気道狭窄音の可能性）．

c）口腔内

食物を口に入れることが可能かを確認するために観察する．口の開閉と下顎の動きについても確認をし，咀嚼が可能かを評価する．たとえば顎関節症の場合，十分に開口できないことがある．また，舌の状態は食物を口腔内に

発汗以外の皮膚および呼気からの水分喪失をさす．不感蒸泄の量は，条件により大きく変動するが，常温安静時では健常成人で1日に約 900 mL（皮膚から約 600 mL，呼気による喪失分が約 300 mL）程度とされている（日本救急医学会より）．

口腔内を見る時は効率よく
口腔内のアセスメントは，対象者に開口させたり，咽頭反射を促したりと対象者に負担をかけるため，いかに効率よく進めるかが重要となる．

表 4-11 ● 栄養素欠乏症および過剰症と身体徴候

栄養素欠乏症と身体徴候

栄養素	身体徴候
糖質	冷や汗，動悸，意識障害，けいれん，手足の震え
たんぱく質・エネルギー	• たんぱく質・エネルギー栄養失調（protein-energy malnutrition；PEM） • マラスムス：長期間のたんぱく質・エネルギー両方の不足によって起こり，著明な体重低下と皮下脂肪厚の減少が見られる．浮腫は認められず，血清アルブミン濃度も正常である • クワシオルコル：エネルギーに比してたんぱく質摂取が不足した状態．浮腫を伴い，これによって体重減少が打ち消される（こともある）．たんぱく質合成ができないため，低アルブミン血症を発症する • マラスムス・クワシオルコル混合型：高齢者で見られる．マラスムスに加え，血清アルブミン値も低下した状態
必須脂肪酸	必須脂肪酸欠乏症はまれであるが，必須脂肪酸欠乏食を与えた乳児で起こりやすい．徴候には，鱗状の皮膚炎，脱毛，血小板減少，および小児で知的障害などがある
ビタミン	• ビタミン A：夜盲症，角膜軟化症 • ビタミン D：くる病，骨軟化症（脊椎，四肢の変形） • ビタミン E：溶血性貧血および神経脱落症状 • ビタミン K：血液凝固障害による出血 • ビタミン B_1：脚気，ウェルニッケ-コルサコフ症候群 • ビタミン B_2：口角炎，口唇炎 • ビタミン B_{12}：Hunter 舌炎 • ナイアシン：ペラグラ（皮膚，粘膜，中枢神経系，および消化管の症状） • ビタミン C：壊血病（皮下の紫斑）
ミネラル	• ナトリウム：意識障害 • カリウム：筋力低下，筋肉のけいれんやひきつりなど • カルシウム：チクチク感（唇，舌，指，足によく見られる），筋肉痛，のどの筋肉のれん縮（呼吸困難に至る），筋肉の硬直やれん縮（テタニー），けいれん発作，不整脈 • 亜鉛：肢端皮膚炎，味覚障害 • 鉄：舌炎（Plummer-Vinson 症候群），眼瞼結膜が白くなる，スプーンネイル • ヨウ素：甲状腺腫

栄養素過剰症と身体徴候

栄養素	身体徴候
たんぱく質・エネルギー	消費エネルギーに比し，摂取エネルギーが高い場合に，体脂肪が蓄積し肥満
ビタミン	• ビタミン A：（成人）頭蓋内圧亢進，皮膚の落屑，脱毛，筋肉痛，（妊婦）胎児奇形　※いずれもカロテノイドは含まない • ビタミン D：高カルシウム血症（一般に便秘，吐き気，嘔吐，腹痛，食欲不振，尿量増加，脳の機能障害，筋力低下，不整脈，腎結石など） • ビタミン B_6：感覚性ニューロパチー（感覚鈍化もしくは感覚過敏） • カルシウム：カルシウムアルカリ症候群（高カルシウム血症） • 鉄：鉄過剰症（表皮の菲薄化・関節の機能不全など） • 亜鉛：鉄の吸収障害による貧血，胃の不快感 • ヨウ素：甲状腺腫

維持し，かみ砕くことに影響する．なお，舌は舌圧子を用いて外側および裏側まで観察する．歯肉，歯牙も咀嚼機能に関連するため観察が必要となる．さらに，嚥下反射で食物の嚥下機能に必要な筋力の確認もする．

・口腔内…口腔前庭（唇の裏），頬部粘膜，口腔底粘膜（舌の下）の色つや，湿潤状態（乾燥の場合，脱水症の可能性），出血や圧痛，腫瘤，潰瘍の有無．

・口唇・口角…荒れや亀裂（口唇ヘルペス，口角炎），腫脹の有無，皮膚の色つやなど．

・舌…色つや，形状の左右差，舌苔の有無：舌苔が厚く白い（カンジダ感染症などの可能性），潰瘍や腫瘤の有無，表面平滑（鉄欠乏性貧血の可能性）も確認．

・歯肉, 歯牙：歯肉の腫れ, 歯槽膿漏や齲歯の有無, 歯牙の欠損数と欠損している位置を確認. 義歯の場合は義歯の状態および咬合性も確認. その他, 脳血管障害や神経疾患などを有する場合には, 特に口輪筋 (口腔内に食物を保つ筋力) や咬筋 (咀嚼するための筋肉の機能) も観察.

・咽頭反射：舌圧子で舌根から 2/3 のところを押下げ, 「あー」と発声させ, 口蓋垂が正中にあるか, 発生によって軟口蓋と口蓋垂[注]が左右対称に挙上するかを確認. さらに咽頭後壁 (咽頭の一番奥) を舌圧子で触れ, 舌圧子を押し戻す (「おえっ」となる反応：咽頭反射) の有無を確認.

d) 体臭・口臭

疾患特有の代謝障害などにより特定の物質が過剰に産生されると, それが血流にのって全身を回り, 汗や尿, 吐息などに混じって体臭となるため, 特に栄養に関わるものについては確認をする. アルコール臭 (飲酒), アンモニア臭 (腎・肝機能障害の可能性), ケトン臭 (糖質制限などにより脂肪がエネルギー源となっている可能性), 酸っぱいにおい (逆流性食道炎などの胃腸障害の可能性) など.

e) 四肢の観察

・四肢の太さ…細い (筋肉量の減少の可能性. 動きも確認する), 太い (肥満や浮腫の可能性).

・触診…末梢循環, 四肢冷感 (末梢へ動脈の循環や静脈の循環の確認), 下腿浮腫の評価も行う. また皮膚の状況も確認. **セロファン様皮膚** (たんぱく質不足不足), **皮膚ツルゴール**[注]低下 (脱水症の可能性).

・四肢の可動域や筋力：各部位の可動域の確認 (ADL や運動機能の把握によるエネルギー消費量の確認).

3) 臨床診査の評価指標に影響をもたらす要因

問診においては, 対象者が口にする症状をいかに正しく把握できるかが重要となる. そのためには, 適宜内容を確認する必要がある. またフィジカルアセスメントで分かる身体徴候についても, その要因は一つでない. 年齢や性別, 基礎疾患, 服薬, 生活習慣等の影響, そして個人差も含むため, 一つの徴候を確認した場合には, **複数の要因**を想定しておき, その他の徴候や問診との組み合わせから, **総合的に**アセスメントすることが必要となる.

軟口蓋・口蓋垂

軟口蓋は硬口蓋 (骨があるため固い部分) の後部にあり, 柔軟で, 嚥下時に鼻孔をふさいで食物が鼻腔に入るのを防ぐ. 口蓋垂は軟口蓋の後部にある口蓋帆から垂れた部位で, 通称「のどちんこ」ともいう.

ツルゴール

皮膚に張り (緊張) がある状態のことをさす. 脱水時の評価法として, 若年者では手の甲を, 高齢者では前胸部の皮膚を軽くつまみ, つまんだ皮膚の戻り時間が 2 秒以上の場合に脱水症を疑う.

COLUMN

シェイクハンズアセスメント
(shake hands assessment；SHA)

もっとも簡単に行えるフィジカルアセスメントの一つである. 手を握ることで, 握手の認知ができるかどうか, 声が聞こえているかどうか, 見えているかどうか, 観察者へ心が開けているかどうか (受容の度合い), 体温, 乾燥, 肉付き, 握力 (左右差で利き手の判断など), 爪の状態, 骨格, 手の振戦があるかどう

かも分かる. 摂食する時に, 最初に食物の認識が必要となるが, たとえば SHA で反応がない場合には, 食物の認識がしにくい可能性をもつことが考えられる. また, 手の肉付きが薄い場合にはやせを伴うことが考えられ, 食事ができていないのではないかとアセスメントを掘り下げていくことが可能となる.

社会環境のアセスメント

　栄養・食の営みは複雑であり，多くの因子が人の食生活に影響を与える．そのことを踏まえて栄養管理を行わなければならないことから，本章では食生活と社会環境との関連を表す概念図や因子を整理した表を多く掲載し，分かりやすく解説する．

1. 社会環境のアセスメントの意義と目的

　栄養管理においては，対象となる個人，そして多数の個人から構成される集団，ならびにそれらの生活や社会的な営みに必要な組織などに対して，適切にアセスメントを行い，それぞれの課題を明確にし，課題に対する解決方策を見出し，改善に向けた一連の取り組みを進めていくことが必要である．

　栄養の営みはきわめて複雑である．たとえば，個人の食行動（食物選択や食べ方など）は，生物学的に決定される要因（味覚，空腹・満腹のメカニズム等による嗜好）と，心理的・社会的条件づけにより決定される要因（食経験，親からの影響，食育）等に加え，個人間のつながりの場（家族，学校，仲間等）の影響を受け，さらに**社会的規範**（慣習，礼儀，文化，各種規則等），利用な可能な食品（種類，価格，入手しやすさ等）や食品選択に関わる情報（宣伝，専門的情報，教育等）からも，意識的あるいは無意識的なプロセスを経て影響を受ける．

　健康日本21（2000年）の「栄養・食生活分野」では，これらのことを踏まえて「自然環境・社会環境」の重要性がヘルスプロモーションの観点から強調されるようになり，それを受けて2004年に**図5-1**の概念図が提唱され

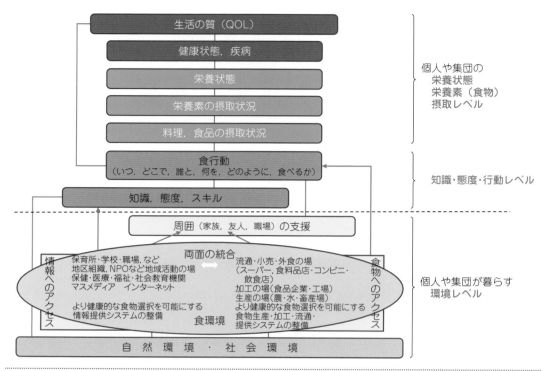

図 5-1 ● 健康と食環境との関連　（健康づくりのための食環境整備に関する検討会報告書，2004 より引用）

表 5-1 ● 4 階層の社会生態学的フレームワークと食生活に関わる要素（例示）

	階　層	食生活に関わる要素
1	個人の要因および個人間の関係性	●信念，態度，価値観，自己効力感，知識・スキル ●家族との関係 ●ソーシャルネットワーク ●民族・文化的背景
2	組織と施設	●学校，職域 ●保健医療サービス機関 ●食料小売店，飲食店 ●娯楽施設
3	コミュニティと影響力をもつセクター	●地方自治体 ●食品産業，農業システム ●保健医療制度 ●メディア
4	社会的構造と文化的規範	●法律，制度，規制 ●国および都道府県

た（健康づくりのための**食環境整備**に関する検討会報告書）．

　ここに示されているように，われわれの個人の食行動は，「個人や集団が暮らす環境レベル」によって大きな影響を受けており，そのアセスメントは栄養管理の一連のプロセスにおいても重要である．さらに，食生活と社会環境との関連をよりよく理解するためには，**社会生態学的フレームワーク**（socio-ecological framework）を用いると分かりやすい．さまざまな分野で，いくつものフレームワークが提唱されているが，4 段階の階層とそれぞれに該当する要素を**表 5-1** に例示した．提唱されているモデルによって，階層

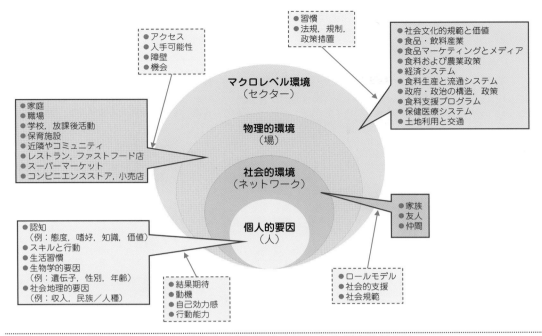

図 5-2 ● 人々が何を食べるかに影響する多要因を図示した生態学的枠組み

（Story M, et al. Annu Rev Public Health, 29：253-272, 2008 より）

の名称や数には違いが見られ，4段階の階層として示されている他のモデルを示す（**図 5-2**）．なお，このモデルでは，表 5-1 の「1. 個人の要因および個人間の関係性」が，2つの異なる階層として表されている．

　このように，食生活に関わる多様な社会環境因子を概念的に整理し，必要な情報収集や分析を行うことは，栄養管理をよりよく行うためにも重要である．ここには含まれていないが，今後は地球環境への負荷等にも配慮した**持続可能な食生活**（sustainable diet）の実現に向けて，新たな視点からの因子の検討も必要になるだろう．

2. 社会環境因子

　前項で概観したように，社会環境因子にはさまざまなものが含まれる．そのなかで，本項では主に，**フードシステム**に関わる因子と，人々の食品選択に大きな影響を与えると考えられる情報に関わる因子，すなわち食環境を構成する重要な2つの要素について説明する．

1）フードシステムに関わる因子

　図 5-1 では，「**食物へのアクセス**」に相当する．エネルギーや栄養素の充足とそれらの良好なバランスの結果として，不足でも過剰でもなく，生活習慣病のリスク低減につながるような食事の質の確保が重要な目的となる．一方，個人や人々（集団）の嗜好，満足度，経済的負担などの点からも，適切

表5-2 ● 社会環境としてのフードシステムに関わる因子

フードシステムに関わる要素	指標例
十分な食品の供給状況と価格	食料品店での食物の供給品目・数量，飲食店数，小売価格，値引き，クーポン券，低所得者等への食料支援，子ども食堂
大規模災害時等における供給体制の整備	食料備蓄の状況（量，保存性，栄養的な質，要配慮者に必要な食品，乳児用ミルク），災害時の連携協定（自治体間，食品産業，専門職間，自衛隊等）
食物の入手しやすさと健康的な食品選択の仕組み	住民（消費者）における食品入手先，食料品店・スーパーマーケット・コンビニエンスストア・飲食店の地理的分布（GISデータ）および営業時間，移動販売，配食サービス，宅配サービス，自動販売機，独居高齢者への食事支援，メニュー選択の場等でのナッジ（本頁コラム参照）の採用
栄養的に質の高い食品・食事の提供	低塩・低脂肪食品メニューの提供状況，健康的な食事を提供する飲食店の数，給食施設における栄養管理・食事管理状況
食品安全の確保	食品製造・販売における食品衛生法などの遵守状況，飲食店や給食施設おける衛生管理状況，違法な食品表示の状況，食中毒の発生状況
地域文化や嗜好にマッチした食品・食事の提供	郷土料理を含む食物・食事の提供，住民の嗜好に配慮した食事の提供状況，給食施設における行事食，「高齢者の集い・通いの場」での食事提供と共食
地域資源の活用と低環境負荷の食料生産と供給	地域での食料生産や加工，自家菜園，自給やもらい物の状況，地場産品直売所，給食施設における地場産品の活用，食品流通の距離，食品廃棄（家庭，製造・販売）の量や種類，地域での食料自給率，環境負荷（例：温室効果ガス排泄量換算）が少ない食品の生産と消費

food security

food security の定義（FAO 2009）は下記のとおり（下線を追加）で，幅広いものである．foodだけでなく，nutrition も重要な要素となっている．

All people, at all times, have <u>physical</u>, <u>social</u> and <u>economic</u> <u>access</u> to <u>sufficient</u>, <u>safe</u> and <u>nutritious</u> food that meets their <u>dietary needs</u> and <u>food preferences</u> for an <u>active and healthy</u> life

「食品安全保障」と訳されることも多いが，わが国（農林水産省等）では，「国民が最低限度必要とする食料の供給を確保」を主眼としているので，概念的により広いものが food security といえる．社会環境因子としては，この food security はもっとも重要な要素となる．

な食べ物が提供される必要がある．当然のことではあるが，**食品安全の確保**もきわめて重要な事項である．それらを包括的に考えると，すべての人に対して**フードセキュリティ**（food security）を十分なものにするために必要な諸因子をアセスメントし，必要な対策（介入）につなげることが求められる．なお，大規模災害時を想定して，フードセキュリティ上，十分な対策が行われているかについても確認が必要である．具体的には，**表5-2**のような因子が考えられる．

2）食情報に関わる因子

図5-1では「**情報へのアクセス**」に相当する．インターネット，スマートフォン，SNS等の技術革新と普及は著しく，さらにネット販売と検索サイトやSNS等とをつなぐ新たな**マーケティング戦略**により，情報に関わる因子の影響力がさらに大きくなってきている．フードシステムにおける民間セ

COLUMN

ナッジ

ナッジ（nudge）とは，ひじでつつかれて反応するように，人間が自然に行動したくなる選択の「仕掛け」のことをいう（nudgeには，ひじで人を軽く突くという意味がある）．

たとえば，学食で，別売りサラダを料理の皿を選ぶための導線上の目立つ場所に並べる，サラダを別売り

ではなく定食のセットに含めてしまうといったことが考えられる．また，価格設定も重要であり，たとえばランチセットA（800円），B（600円），C（500円）がある場合に，心理的に中間のBを選ぶことが多いといわれる．

表 5-3 ● 社会環境としての食情報に関わる因子

食情報に関わる要素	指標例
食品や提供メニューに関する表示	加工食品等における表示（栄養成分，食品添加物，アレルギー，遺伝子組み換え，消費期限等），特定保健用食品・栄養機能性表示食品・栄養機能食品における表示，飲食店での栄養成分表示
栄養・食生活に関わる教育機会（保育所・学校，自治体，保健医療機関，その他）	地域における食育推進計画と連携状況，食に関わる指導の実施，学校給食における食育，行政等における教育・学習機会の提供，保健医療サービス（健診等）における相談・指導
公的機関，保健医療機関からの情報発信	広報誌，機関誌，ポスター，ホームページ，テレビ等における情報の発信
食品企業からの宣伝，情報発信	テレビ・ラジオ，新聞，チラシ，雑誌，インターネット，SNS，アプリ，店頭・街頭広告を通じた宣伝，イベントやキャンペーンでの宣伝，検索サイトやSNSとリンクしたポップアップ広告，企業ホームページでの情報提供（情報が正しく，分かりやすいかを含む）
インターネットおよびSNSからの情報発信	公的機関，保健医療機関のホームページによる専門的な情報の発信，企業ホームページからの情報提供，SNSやブログなどからの個人による情報発信，検索サイトにおける記事
コミュニティにおけるネットワーク，伝承	地域ボランティア団体の活動，地域自治組織等の行事，地域における集いの場，家族・親戚・近隣での伝承
受け手側および保健医療従事者のヘルスリテラシー	受け手の健康・食生活情報源，情報の入手・吟味・理解・活用の能力，得られた情報の応用・他者への伝達能力，保健医療従事者の情報伝達能力や態度・行動

クターによるマーケティング戦略が進むなかで，公的セクター（国・自治体，保健医療機関，研究機関，学校等）の情報発信力と影響力は相対的に低下していることも危惧される．

　新型コロナウイルス感染症に対する一連の対応が続き，技術革新と新たな価値観への転換が急速に進むなかで，社会環境としての食情報について，その発信状況および影響力などを把握し，必要な対応（介入：教育を含む）を検討することはますます重要となってきた．情報の受け手であり，消費者である人々の**ヘルスリテラシー**を把握・評価し，より効率的な介入に結びつけることも必要である．具体的には，**表 5-3**のような因子が考えられる．

ヘルスリテラシー

ヘルスリテラシーとは，「個人が，健康課題に対して適切に判断を行うために，必要となる基本的な健康情報やサービスを獲得，処理，理解する能力」と定義され，「基本的なスキルとしての読み書き能力」「異なるコミュニケーションから情報を引き出したり適応したりする能力」「情報を批判的に分析し，その情報を生活上の出来事や状況に活用する能力」という3つの要素として説明されることも多い．ヘルスリテラシーを測定・評価するための尺度は多数あり，対象や目的に応じて使い分ける必要がある．

また，情報の受け手だけの問題ではなく，管理栄養士を含めた保健医療従事者においても，人々の理解の向上を促し，正しい情報に基づいて行動することができるように，情報等を提供するための能力は重要である．

参考文献

Chapter 1 栄養管理

1) 平成 23 年度厚生労働科学研究費補助金（成育疾患克服等次世代育成基盤研究事業）「乳幼児身体発育調査の統計学的解析とその手法及び利活用に関する研究」：乳幼児身体発育評価マニュアル. 2012.
2) 「授乳・離乳の支援ガイド」改定に関する研究会：授乳・離乳の支援ガイド. 2019 年版, 2019.
3) 日本小児医療保健協議会 栄養委員会 小児肥満小委員会：幼児肥満ガイド. 2019.
4) 文部科学省スポーツ・青少年局学校健康教育課監修：児童生徒等の健康診断マニュアル. 平成 27 年度改訂, 公益財団法人日本学校保健会, 2015.
5) 公益財団法人日本学校保健会：成長曲線の実際　成長曲線に基づく児童生徒等の健康管理の手引. 2018
6) 村田光範編著：基礎から学ぶ成長曲線と肥満度曲線を用いた栄養食事指導. 第一出版, 2018.
7) 文部科学省：食に関する指導の手引. 第二次改訂版.
https://www.mext.go.jp/a_menu/sports/syokuiku/1292952.htm
8) 厚生労働省：標準的な健診・保健指導プログラム【平成 30 年度版】. 2018.
https://www.mhlw.go.jp/stf/seisakunitsuite/bunya/0000194155.html
9) 厚生労働省：高齢者の特性を踏まえた保健事業ガイドライン. 第 2 版, 2019.
10) Kojima T, Akishita M, Kameyama Y, et al. High risk of adverse drug reactions in elderly patients taking six or more drugs: analysis of inpatient database. Geriatr Gerontol Int, 12(4)：761-762, 2012.
11) Zhu Y, Hollis JH. Tooth loss and its association with dietary intake and diet quality in American adults. J Dent, 42(11)：1428-1435, 2014.
12) 日本神経学会監修：認知症疾患診療ガイドライン 2017. 医学書院, 2017.

Chapter 2 食事摂取基準

1) 伊藤貞嘉, 佐々木 敏監修：日本人の食事摂取基準 2020 年版　厚生労働省「日本人の食事摂取基準」策定検討会報告書. p1-18, オリジナル資料 p2-7 第一出版, 2020.
2) 厚生労働省：第 3 回「日本人の食事摂取基準（2020 年版）」策定検討会 議事録.
https://www.mhlw.go.jp/stf/shingi2/0000212934_00002.html
3) 厚生労働省：第 2 回「日本人の食事摂取基準（2020 年版）」策定検討会 議事録.
https://www.mhlw.go.jp/stf/shingi2/0000212934.html（参照 2020-12-12）
4) 厚生労働省：第 1 回「日本人の食事摂取基準（2020 年版）」策定検討会 議事録.
https://www.mhlw.go.jp/stf/shingi2/0000208383.html（参照 2020-12-12）
5) 厚生労働省：日本人の食事摂取基準（2015 年版）概要.
https://www.mhlw.go.jp/stf/houdou/0000041733.html（参照 2020-12-12）
6) 厚生労働省：日本人の食事摂取基準（2010 年版）概要.
https://www.mhlw.go.jp/houdou/2009/05/h0529-1.html（参照 2020-12-12）
7) 厚生労働省：日本人の食事摂取基準（2005 年版）概要.
https://www.mhlw.go.jp/houdou/2004/11/h1122-2.html（参照 2020-12-12）

8) 厚生省：第 6 次改定日本人の栄養所要量について.
https://www.mhlw.go.jp/www1/shingi/s9906/s0628-1_11.html（参照 2020-12-12）

9) 厚生労働省：健康増進法，健康増進法施行規則
https://www.mhlw.go.jp/web/t_doc?dataId=78aa3837&dataType=0&pageNo=1（参照 2021-01-07）
https://www.mhlw.go.jp/web/t_doc?dataId=78aa4860&dataType=0&pageNo=1（参照 2021-01-07）

10) 小林修平：第六次改定日本人の栄養所要量－食事摂取基準－. 栄養学雑誌, 57(6)：333-341, 1999.

11) 小林修平, 稲山貴代：栄養所要量はどのような機能を果たすべきか－第 5 次改定日本人の栄養所要量を考える－. 栄養学雑誌, 53(1)：1-11, 1995.

12) 斎藤トシ子：「日本人の食事摂取基準（2020 年版）」改定の基本方針とポイント. 日本栄養士会雑誌, 62(11)：16-19, 2019.

13) 清野富久江：「日本人の食事摂取基準（2020 年版）」の策定の背景と方向性. 日本栄養士会雑誌, 62(10)：14-16, 2019.

14) 原　正俊：第五次改定 日本人の栄養所要量. 調理科学, 27(4)：332-338, 1994.

15) 福場博保：昭和 54 年改定「日本人の栄養所要量」. 調理科学, 12(3)：182-187, 1979.

16) 吉池信男：日本人の食事摂取基準：「栄養所要量」から「食事摂取基準」への変遷. 栄養士会雑誌, 62(10)：29-35, 2019.

17) 佐々木 敏：食事摂取基準入門－そのこころを読む－. 同文書院, 2010.

18) 小林修平編著：健康・栄養選書 栄養所要量・基準量と食生活ガイドライン. 建帛社, 1997.

19) 田中茂穂：総論　エネルギー消費量とその測定方法. 静脈経腸栄養, 24(5)：1013-1019, 2009.

20) Gallagher D, Belmonte D, Deurenberg P, et al: Organ-tissue mass measurement allows modeling of REE and metabolically active tissue mass. Am J Physiol, 275(2 Pt 1)：E249-E258, 1998.

21) Miyake R, Tanaka S, Ohkawara K, et al: Validity of predictive equations for basal metabolic rate in Japanese adults. J Nutr Sci Vitaminol, 57(3)：224-232, 2011.

22) Ganpule AA, Tanaka S, Ishikawa-Takata K, Tabata I: Interindividual variability in sleeping metabolic rate in Japanese subjects. Eur J Clin Nutr, 61(11)：1256-1261, 2007.

23) Katayose Y, Tasaki M, Ogata H, et al: Metabolic rate and fuel utilization during sleep assessed by whole-body indirect calorimetry. Metabolism, 58(7)：920-926, 2009.

24) Fuller NJ, Sawyer MB, Coward WA, et al: Components of total energy expenditure in free-living elderly men（over 75 years of age）：measurement, predictability and relationship to quality-of-life indices. Br J Nutr, 75(2)：161-173, 1996.

25) Rothenberg EM, Bosaeus IG, Westerterp KR, Steen BC: Resting energy expenditure, activity energy expenditure and total energy expenditure at age 91-96 years. Br J Nutr, 84(3)：319-324, 2000.

26) Okubo H, Sasaki S, Rafamantanantsoa HH, et al: Validation of self-administered diet history questionnaire using the doubly labeled water method in 140 Japanese adults. Eur J Clin Nutr, 62：1343-1350, 2008.

27) 高田和子, 別所京子, 田中茂穂, 田畑　泉：日本人成人における秤量法によるエネルギー摂取量の推定精度. 栄養学雑誌, 69(2)：57-66, 2011.

食事摂取状況のアセスメント

1) 文部科学省：2019 年における日本食品標準成分表 2015 年版（七訂）のデータ更新について．
https://www.mext.go.jp/a_menu/syokuhinseibun/1411578_00001.html
2) 特定非営利活動法人日本栄養改善学会監修，伊達ちぐさ，徳留裕子，吉池信男編：食事調査マニュアル．改訂 2 版，南山堂，2008．
3) 徳留信寛監訳，佐々木 敏編訳：食事評価法マニュアル．医歯薬出版，1997．
4) 佐々木 敏：わかりやすい EBN と栄養疫学．p49-83，同文書院，2005．
5) 上島弘嗣（研究代表者）：高血圧予防のためのライフスタイルのあり方に関する疫学共同研究－国際共同研究 INTERMAP の一環として－（平成 9 年度～平成 12 年度科学研究費補助金研究成果報告書）．2002．
6) 厚生労働省：日本人の食事摂取基準（2020 年版）．p1-50，2019．
7) Fukumoto A, Asakura K, Murakami K, et al: Within- and between-individual variation in energy and nutrient intake in Japanese adults: effect of age and sex difference on group size and number of records required for adequate dietary assessment. J Epidemiol, 23(3)：178-186, 2013.
8) Kobayashi S, Murakami K, Sasaki S, et al. Comparison of relative validity of food group intakes estimated by comprehensive and brief-type self-administered diet history questionnaires against 16 d dietary records in Japanese adults. Public Health Nutr, 14(7)：1200-1211, 2011.
9) Sasaki S, Ushio F, Amano K, et al. Serum biomarker-based validation of a self-administered diet history questionnaire for Japanese subjects. J Nutr Sci Vitaminol, 46(6)：285-296, 2000.
10) Date C, Yamaguchi M, Tanaka H: Development of a food frequency questionnaire in Japan. J Epidemiol, 6(3 Suppl)：S131-136, 1996.
11) Sasaki S, Kobayashi M, Tsugane S: Development of substituted fatty acid food composition table for the use in nutritional epidemiologic studies for Japanese populations：its methodological backgrounds and the evaluation. J Epidemiol, 9(3)：190-207, 1999.
12) Yamada M, Sasaki S, Murakami K, et al: Estimation of trans fatty acid intake in Japanese adults using 16-day diet records based on a food composition database developed for Japanese population. J Epidemiol, 20(2)：119-127, 2010.
13) Fujiwara A, Murakami K, Asakura K, et al. Association of free sugar intake estimated using a newly-developed food composition database with lifestyles and parental characteristics among Japanese children aged 3-6 years: DONGuRI study. J Epidemiol, 29(11)：414-423, 2019.

 身体状況のアセスメント

1) 一般社団法人日本静脈経腸栄養学会：身体計測，静脈経腸栄養テキストブック．p138-147，南江堂，2017．
2) 日本病態栄養学会：病態栄養専門管理栄養士のための病態栄養ガイドブック．第 6 版，p66-71，南江堂，2019．
3) 伊藤貞嘉，佐々木 敏監修：日本人の食事摂取基準（2020 年版）．p51-105，第一出版，2020．
4) 日本人の新身体計測基準 JARD2001．栄養－評価と治療，19 suppl：52-62，2002．
5) 日本臨床検査医学会ガイドライン作成委員会：検査値アプローチ，臨床検査のガイドライン JSLM2018 検査値アプローチ／症候／疾患．p1-32，一般社団法人日本臨床検査医学会，2018．
6) 日本臨床検査標準協議会基準範囲共有化委員会：日本における主要な臨床検査項目の共用基準範囲―解説と利用の手引き―．2019/01/25 修正版．

7）厚生労働省健康局：標準的な健診・保健指導プログラム【平成 30 年度版】. p2-52，社会保険出版社，2018.

8）日本動脈硬化学会編：動脈硬化性疾患予防ガイドライン 2017 年版. p26，日本動脈硬化学会，2017.

9）日本糖尿病学会編著：糖尿病治療ガイド 2020-2021. p24，文光堂，2020.

10）齊藤憲祐：血漿蛋白による栄養アセスメント. 臨床病理レビュー，159：16-22，2018.

11）Lynn S. Bickley, Peter G. Szilagry（日本語版監修：福井次矢，井部俊子，山内豊明）：ベイツ診察法. 第 2 版，p53-102，メディカル・サイエンス・インターナショナル，2015.

12）山内豊明：フィジカルアセスメントガイドブック－目と手と耳でここまでわかる－. 第 2 版，医学書院，2018.

資料

日本人の食事摂取基準（2020 年版）

日本人の食事摂取基準（2020 年版）

年齢等	参照体位（参照身長，参照体重）[1]			
	男性		女性 [2]	
	参照身長 (cm)	参照体重 (kg)	参照身長 (cm)	参照体重 (kg)
0 〜 5　（月）	61.5	6.3	60.1	5.9
6 〜11　（月）	71.6	8.8	70.2	8.1
6 〜 8　（月）	69.8	8.4	68.3	7.8
9 〜11　（月）	73.2	9.1	71.9	8.4
1 〜 2　（歳）	85.8	11.5	84.6	11.0
3 〜 5　（歳）	103.6	16.5	103.2	16.1
6 〜 7　（歳）	119.5	22.2	118.3	21.9
8 〜 9　（歳）	130.4	28.0	130.4	27.4
11〜11　（歳）	142.0	35.6	144.0	36.3
12〜14　（歳）	160.5	49.0	155.1	47.5
15〜17　（歳）	170.1	59.7	157.7	51.9
18〜29　（歳）	171.0	64.5	158.0	50.3
30〜49　（歳）	171.0	68.1	158.0	53.0
50〜64　（歳）	169.0	68.0	155.8	53.8
65〜74　（歳）	165.2	65.0	152.0	52.1
75 以上（歳）	160.8	59.6	148.0	48.8

[1] 0〜17 歳は，日本小児内分泌学会・日本成長学会合同標準値委員会による小児の体格評価に用いる身長，体重の標準値を基に，年齢区分に応じて，当該月齢及び年齢区分の中央時点における中央値を引用した．ただし，公表数値が年齢区分と合致しない場合は，同様の方法で算出した値を用いた．18 歳以上は，平成 28 年国民健康・栄養調査における当該の性及び年齢区分における身長・体重の中央値を用いた．
[2] 妊婦，授乳婦を除く．

- エネルギーの摂取量及び消費量のバランス（エネルギー収支バランス）の維持を示す指標として BMI 及び体重の変化を用いる．
- BMI については目標とする範囲を定めた．

目標とする BMI の範囲（18 歳以上）[1, 2]

年齢（歳）	目標とする BMI（kg/m²）
18〜49	18.5〜24.9
50〜64	20.0〜24.9
65〜74[3]	21.5〜24.9
75 以上[3]	21.5〜24.9

[1] 男女共通．あくまでも参考として使用すべきである．
[2] 観察疫学研究において報告された総死亡率が最も低かった BMI を基に，疾患別の発症率と BMI の関連，死因と BMI との関連，喫煙や疾患の合併による BMI や死亡リスクへの影響，日本人の BMI の実態に配慮し，総合的に判断し目標とする範囲を設定．
[3] 高齢者では，フレイルの予防及び生活習慣病の発症予防の両者に配慮する必要があることも踏まえ，当面目標とする BMI の範囲を 21.5〜24.9 kg/m² とした．

（参考）

年齢等	推定エネルギー必要量（kcal/日）					
	男性			女性		
	身体活動レベル[1]			身体活動レベル[1]		
	Ⅰ	Ⅱ	Ⅲ	Ⅰ	Ⅱ	Ⅲ
0 〜 5　（月）	−	550	−	−	500	−
6 〜 8　（月）	−	650	−	−	600	−
9 〜11　（月）	−	700	−	−	650	−
1 〜 2　（歳）	−	950	−	−	900	−
3 〜 5　（歳）	−	1,300	−	−	1,250	−
6 〜 7　（歳）	1,350	1,550	1,750	1,250	1,450	1,650
8 〜 9　（歳）	1,600	1,850	2,100	1,500	1,700	1,900
10〜11　（歳）	1,950	2,250	2,500	1,850	2,100	2,350
12〜14　（歳）	2,300	2,600	2,900	2,150	2,400	2,700
15〜17　（歳）	2,500	2,800	3,150	2,050	2,300	2,550
18〜29　（歳）	2,300	2,650	3,050	1,700	2,000	2,300
30〜49　（歳）	2,300	2,700	3,050	1,750	2,050	2,350
50〜64　（歳）	2,200	2,600	2,950	1,650	1,950	2,250
65〜74　（歳）	2,050	2,400	2,750	1,550	1,850	2,100
75 以上（歳）[2]	1,800	2,100	−	1,400	1,650	−
妊婦[3]　初期				+ 50	+ 50	+ 50
中期				+250	+250	+250
後期				+450	+450	+450
授乳婦				+350	+350	+350

[1] 身体活動レベルは，低い，ふつう，高いの 3 つのレベルとして，それぞれⅠ，Ⅱ，Ⅲで示した．
[2] レベルⅡは自立している者，レベルⅠは自宅にいてほとんど外出しない者に相当する．レベルⅠは高齢者施設で自立に近い状態で過ごしている者にも適用できる値である．
[3] 妊婦個々の体格や妊娠中の体重増加量及び胎児の発育状況の評価を行うことが必要である．
注1：活用に当たっては，食事摂取状況のアセスメント，体重及び BMI の把握を行い，エネルギーの過不足は，体重の変化又は BMI を用いて評価すること．
注2：身体活動レベルⅠの場合，少ないエネルギー消費量に見合った少ないエネルギー摂取量を維持することになるため，健康の保持・増進の観点からは，身体活動量を増加させる必要がある．

〔本資料において，妊婦及び授乳婦の基準値欄で＋（プラス）記号とともに示される値は付加量をさす．〕

◎基準を策定した栄養素と指標[1]（1 歳以上）

	栄養素	推定平均必要量（EAR）	推奨量（RDA）	目安量（AI）	耐容上限量（UL）	目標量（DG）
たんぱく質[2]		○[b]	○[b]	—	—	○[3]
脂質	脂質	—	—	—	—	○[3]
	飽和脂肪酸[4]	—	—	—	—	○[3]
	n-6 系脂肪酸	—	—	○	—	—
	n-3 系脂肪酸	—	—	○	—	—
	コレステロール[5]	—	—	—	—	—
炭水化物	炭水化物	—	—	—	—	○[3]
	食物繊維	—	—	—	—	○
	糖類	—	—	—	—	—
主要栄養素バランス[2]		—	—	—	—	○[3]
ビタミン	脂溶性	ビタミン A	○[a]	○[a]	—	○	—
		ビタミン D	—	—	○	○	—
		ビタミン E	—	—	○	○	—
		ビタミン K	—	—	○	—	—
	水溶性	ビタミン B₁	○[c]	○[c]	—	—	—
		ビタミン B₂	○[c]	○[c]	—	—	—
		ナイアシン	○[a]	○[a]	—	○	—
		ビタミン B₆	○[b]	○[b]	—	○	—
		ビタミン B₁₂	○[a]	○[a]	—	—	—
		葉酸	○[a]	○[a]	—	○[7]	—
		パントテン酸	—	—	○	—	—
		ビオチン	—	—	○	—	—
		ビタミン C	○[x]	○[x]	—	—	—
ミネラル	多量	ナトリウム[6]	○[a]	—	—	—	○
		カリウム	—	—	○	—	○
		カルシウム	○[b]	○[b]	—	○	—
		マグネシウム	○[b]	○[b]	—	○[7]	—
		リン	—	—	○	○	—
	微量	鉄	○[x]	○[x]	—	○	—
		亜鉛	○[b]	○[b]	—	○	—
		銅	○[b]	○[b]	—	○	—
		マンガン	—	—	○	○	—
		ヨウ素	○[a]	○[a]	—	○	—
		セレン	○[a]	○[a]	—	○	—
		クロム	—	—	○	○	—
		モリブデン	○[b]	○[b]	—	○	—

[1] 一部の年齢区分についてだけ設定した場合も含む.
[2] フレイル予防を図るうえでの留意事項を表の脚注として記載.
[3] 総エネルギー摂取量に占めるべき割合（% エネルギー）.
[4] 脂質異常症の重症化予防を目的としたコレステロールの量と，トランス脂肪酸の摂取に関する参考情報を表の脚注として記載.
[5] 脂質異常症の重症化予防を目的とした量を飽和脂肪酸の表の脚注に記載.
[6] 高血圧および慢性腎臓病（CKD）の重症化予防を目的とした量を表の脚注として記載.
[7] 通常の食品以外の食品からの摂取について定めた.
[a] 集団内の半数の者に不足または欠乏の症状が現れうる摂取量をもって推定平均必要量とした栄養素.
[b] 集団内の半数の者で体内量が維持される摂取量をもって推定平均必要量とした栄養素.
[c] 集団内の半数の者で体内量が飽和している摂取量をもって推定平均必要量とした栄養素.
[x] 上記以外の方法で推定平均必要量が定められた栄養素.

年齢等	たんぱく質（g/日，目標量：%エネルギー）								脂質（%エネルギー）			
	男性				女性				男性		女性	
	推定平均必要量	推奨量	目安量	目標量¹	推定平均必要量	推奨量	目安量	目標量¹	目安量	目標量⁵	目安量	目標量⁵
0～5（月）	－	－	10	－	－	－	10	－	50	－	50	－
6～8（月）	－	－	15	－	－	－	15	－	－	－	－	－
6～11（月）	－	－	－	－	－	－	－	－	40	－	40	－
9～11（月）	－	－	25	－	－	－	25	－	－	－	－	－
1～2（歳）	15	20	－	13～20	15	20	－	13～20	－	20～30	－	20～30
3～5（歳）	20	25	－	13～20	20	25	－	13～20	－	20～30	－	20～30
6～7（歳）	25	30	－	13～20	25	30	－	13～20	－	20～30	－	20～30
8～9（歳）	30	40	－	13～20	30	40	－	13～20	－	20～30	－	20～30
10～11（歳）	40	45	－	13～20	40	50	－	13～20	－	20～30	－	20～30
12～14（歳）	50	60	－	13～20	45	55	－	13～20	－	20～30	－	20～30
15～17（歳）	50	65	－	13～20	45	55	－	13～20	－	20～30	－	20～30
18～29（歳）	50	65	－	13～20	40	50	－	13～20	－	20～30	－	20～30
30～49（歳）	50	65	－	13～20	40	50	－	13～20	－	20～30	－	20～30
50～64（歳）	50	65	－	14～20	40	50	－	14～20	－	20～30	－	20～30
65～74（歳）	50²	60²	－	15～20²	40²	50²	－	15～20²	－	20～30	－	20～30
75以上（歳）	50²	60²	－	15～20²	40²	50²	－	15～20²	－	20～30	－	20～30
妊婦　初期					＋0	＋0	－	－³			－	20～30
中期					＋5	＋5	－	－³			－	20～30
後期					＋20	＋25	－	－⁴			－	20～30
授乳婦					＋15	＋20	－	－⁴			－	20～30

¹ 範囲に関しては，おおむねの値を示したものであり，弾力的に運用すること．
² 65歳以上の高齢者について，フレイル予防を目的とした量を定めることは難しいが，身長・体重が参照体位に比べて小さい者や，特に75歳以上であって加齢に伴い身体活動量が大きく低下した者など，必要エネルギー摂取量が低い者では，下限が推奨量を下回る場合があり得る．この場合でも，下限は推奨量以上とすることが望ましい．
³ 妊婦（初期・中期）の目標量は，13～20%エネルギーとした．
⁴ 妊婦（後期）及び授乳婦の目標量は，15～20%エネルギーとした．
⁵ 範囲に関しては，おおむねの値を示したものである．

年齢等	飽和脂肪酸（%エネルギー）¹,²		n-6系脂肪酸（g/日）		n-3系脂肪酸（g/日）		炭水化物（%エネルギー）		食物繊維（g/日）	
	男性	女性	男性	女性	男性	女性	男性	女性	男性	女性
	目標量	目標量	目安量	目安量	目安量	目安量	目標量³,⁴	目標量³,⁴	目標量	目標量
0～5（月）	－	－	4	4	0.9	0.9	－	－	－	－
6～11（月）	－	－	4	4	0.8	0.8	－	－	－	－
1～2（歳）	－	－	4	4	0.7	0.8	50～65	50～65	－	－
3～5（歳）	10以下	10以下	6	6	1.1	1.0	50～65	50～65	8以上	8以上
6～7（歳）	10以下	10以下	8	7	1.5	1.3	50～65	50～65	10以上	10以上
8～9（歳）	10以下	10以下	8	7	1.5	1.3	50～65	50～65	11以上	11以上
10～11（歳）	10以下	10以下	10	8	1.6	1.6	50～65	50～65	13以上	13以上
12～14（歳）	10以下	10以下	11	9	1.9	1.6	50～65	50～65	17以上	17以上
15～17（歳）	8以下	8以下	13	9	2.1	1.6	50～65	50～65	19以上	18以上
18～29（歳）	7以下	7以下	11	8	2.0	1.6	50～65	50～65	21以上	18以上
30～49（歳）	7以下	7以下	10	8	2.0	1.6	50～65	50～65	21以上	18以上
50～64（歳）	7以下	7以下	10	8	2.2	1.9	50～65	50～65	21以上	18以上
65～74（歳）	7以下	7以下	9	8	2.2	2.0	50～65	50～65	20以上	17以上
75以上（歳）	7以下	7以下	8	7	2.1	1.8	50～65	50～65	20以上	17以上
妊婦		7以下		9		1.6		50～65		18以上
授乳婦		7以下		10		1.8		50～65		18以上

¹ 飽和脂肪酸と同じく，脂質異常症及び循環器疾患に関与する栄養素としてコレステロールがある．コレステロールに目標量は設定しないが，これは許容される摂取量に上限が存在しないことを保証するものではない．また，脂質異常症の重症化予防の目的からは，200 mg/日未満に留めることが望ましい．
² 飽和脂肪酸と同じく，冠動脈疾患に関与する栄養素としてトランス脂肪酸がある．日本人の大多数は，トランス脂肪酸に関する世界保健機関（WHO）の目標（1%エネルギー未満）を下回っており，トランス脂肪酸の摂取による健康への影響は，飽和脂肪酸の摂取によるものと比べて小さいと考えられる．ただし，脂質に偏った食事をしている者では，留意する必要がある．トランス脂肪酸は人体にとって不可欠な栄養素ではなく，健康の保持・増進を図る上で積極的な摂取は勧められないことから，その摂取量は1%エネルギー未満に留めることが望ましく，1%エネルギー未満でもできるだけ低く留めることが望ましい．
³ 範囲に関しては，おおむねの値を示したものである．
⁴ アルコールを含む．ただし，アルコールの摂取を勧めるものではない．

年齢等	エネルギー産生栄養素バランス（％エネルギー）								
	男性				女性				
	目標量[1,2]				目標量[1,2]				
	たんぱく質[3]	脂質[4]		炭水化物[5,6]	たんぱく質[3]	脂質[4]		炭水化物[5,6]	
		脂質	飽和脂肪酸			脂質	飽和脂肪酸		
0 〜11（月）	−	−	−	−	−	−	−	−	
1 〜 2（歳）	13〜20	20〜30	−	50〜65	13〜20	20〜30	−	50〜65	
3 〜 5（歳）	13〜20	20〜30	10 以下	50〜65	13〜20	20〜30	10 以下	50〜65	
6 〜 7（歳）	13〜20	20〜30	10 以下	50〜65	13〜20	20〜30	10 以下	50〜65	
8 〜 9（歳）	13〜20	20〜30	10 以下	50〜65	13〜20	20〜30	10 以下	50〜65	
10〜11（歳）	13〜20	20〜30	10 以下	50〜65	13〜20	20〜30	10 以下	50〜65	
12〜14（歳）	13〜20	20〜30	10 以下	50〜65	13〜20	20〜30	10 以下	50〜65	
15〜17（歳）	13〜20	20〜30	8 以下	50〜65	13〜20	20〜30	8 以下	50〜65	
18〜29（歳）	13〜20	20〜30	7 以下	50〜65	13〜20	20〜30	7 以下	50〜65	
30〜49（歳）	13〜20	20〜30	7 以下	50〜65	13〜20	20〜30	7 以下	50〜65	
50〜64（歳）	14〜20	20〜30	7 以下	50〜65	14〜20	20〜30	7 以下	50〜65	
65〜74（歳）	15〜20	20〜30	7 以下	50〜65	15〜20	20〜30	7 以下	50〜65	
75 以上（歳）	15〜20	20〜30	7 以下	50〜65	15〜20	20〜30	7 以下	50〜65	
妊婦　初期					13〜20				
中期					13〜20	20〜30	7 以下	50〜65	
後期					15〜20				
授乳婦					15〜20				

[1] 必要なエネルギー量を確保した上でのバランスとすること．
[2] 範囲に関しては，おおむねの値を示したものであり，弾力的に運用すること．
[3] 65 歳以上の高齢者について，フレイル予防を目的とした量を定めることは難しいが，身長・体重が参照体位に比べて小さい者や，特に 75 歳以上であって加齢に伴い身体活動量が大きく低下した者など，必要エネルギー摂取量が低い者では，下限が推奨量を下回る場合があり得る．この場合でも，下限は推奨量以上とすることが望ましい．
[4] 脂質については，その構成成分である飽和脂肪酸など，質への配慮を十分に行う必要がある．
[5] アルコールを含む．ただし，アルコールの摂取を勧めるものではない．
[6] 食物繊維の目標量を十分に注意すること．

◎脂溶性ビタミン

年齢等	ビタミン A（μgRAE/日）[1]							
	男性				女性			
	推定平均必要量[2]	推奨量[2]	目安量[3]	耐容上限量[3]	推定平均必要量[2]	推奨量[2]	目安量[3]	耐容上限量[3]
0 〜 5（月）	−	−	300	600	−	−	300	600
6 〜11（月）	−	−	400	600	−	−	400	600
1 〜 2（歳）	300	400	−	600	250	350	−	600
3 〜 5（歳）	350	450	−	700	350	500	−	850
6 〜 7（歳）	300	400	−	950	300	400	−	1,200
8 〜 9（歳）	350	500	−	1,200	350	500	−	1,500
10〜11（歳）	450	600	−	1,500	400	600	−	1,900
12〜14（歳）	550	800	−	2,100	500	700	−	2,500
15〜17（歳）	650	900	−	2,500	500	650	−	2,800
18〜29（歳）	600	850	−	2,700	450	650	−	2,700
30〜49（歳）	650	900	−	2,700	500	700	−	2,700
50〜64（歳）	650	900	−	2,700	500	700	−	2,700
65〜74（歳）	600	850	−	2,700	500	700	−	2,700
75 以上（歳）	550	800	−	2,700	450	650	−	2,700
妊婦　初期					＋ 0	＋ 0	−	−
中期					＋ 0	＋ 0	−	−
後期					＋ 60	＋ 80	−	−
授乳婦					＋300	＋450	−	−

[1] レチノール活性当量（μgRAE）
　＝レチノール（μg）＋β-カロテン（μg）× 1/12 ＋α-カロテン（μg）× 1/24
　＋β-クリプトキサンチン（μg）× 1/24＋その他のプロビタミン A カロテノイド（μg）× 1/24
[2] プロビタミン A カロテノイドを含む．
[3] プロビタミン A カロテノイドを含まない．

資　料

年齢等	ビタミンD（μg/日）[1]				ビタミンE（mg/日）[2]				ビタミンK（μg/日）	
	男性		女性		男性		女性		男性	女性
	目安量	耐容上限量	目安量	耐容上限量	目安量	耐容上限量	目安量	耐容上限量	目安量	目安量
0〜5（月）	5.0	25	5.0	25	3.0	−	3.0	−	4	4
6〜11（月）	5.0	25	5.0	25	4.0	−	4.0	−	7	7
1〜2（歳）	3.0	20	3.5	20	3.0	150	3.0	150	50	60
3〜5（歳）	3.5	30	4.0	30	4.0	200	4.0	200	60	70
6〜7（歳）	4.5	30	5.0	30	5.0	300	5.0	300	80	90
8〜9（歳）	5.0	40	6.0	40	5.0	350	5.0	350	90	110
10〜11（歳）	6.5	60	8.0	60	5.5	450	5.5	450	110	140
12〜14（歳）	8.0	80	9.5	80	6.5	650	6.0	600	140	170
15〜17（歳）	9.0	90	8.5	90	7.0	750	5.5	650	160	150
18〜29（歳）	8.5	100	8.5	100	6.0	850	5.0	650	150	150
30〜49（歳）	8.5	100	8.5	100	6.0	900	5.5	700	150	150
50〜64（歳）	8.5	100	8.5	100	7.0	850	6.0	700	150	150
65〜74（歳）	8.5	100	8.5	100	7.0	850	6.5	650	150	150
75以上（歳）	8.5	100	8.5	100	6.5	750	6.5	650	150	150
妊婦			8.5	−			6.5	−		150
授乳婦			8.5	−			7.0	−		150

[1] 日照により皮膚でビタミンDが産生されることを踏まえ，フレイル予防を図る者はもとより，全年齢区分を通じて，日常生活において可能な範囲内での適度な日光浴を心掛けるとともに，ビタミンDの摂取については，日照時間を考慮に入れることが重要である．
[2] α-トコフェロールについて算定した．α-トコフェロール以外のビタミンEは含んでいない．

◎水溶性ビタミン

年齢等	ビタミンB₁（mg/日）[1,2]						ビタミンB₂（mg/日）[3]					
	男性			女性			男性			女性		
	推定平均必要量	推奨量	目安量	推定平均必要量	推奨量	目安量	推定平均必要量	推奨量	目安量	推定平均必要量	推奨量	目安量
0〜5（月）	−	−	0.1	−	−	0.1	−	−	0.3	−	−	0.3
6〜11（月）	−	−	0.2	−	−	0.2	−	−	0.4	−	−	0.4
1〜2（歳）	0.4	0.5	−	0.4	0.5	−	0.5	0.6	−	0.5	0.5	−
3〜5（歳）	0.6	0.7	−	0.6	0.7	−	0.7	0.8	−	0.6	0.8	−
6〜7（歳）	0.7	0.8	−	0.7	0.8	−	0.8	0.9	−	0.7	0.9	−
8〜9（歳）	0.8	1.0	−	0.8	0.9	−	0.9	1.1	−	0.9	1.0	−
10〜11（歳）	1.0	1.2	−	0.9	1.1	−	1.1	1.4	−	1.0	1.3	−
12〜14（歳）	1.2	1.4	−	1.1	1.3	−	1.3	1.6	−	1.2	1.4	−
15〜17（歳）	1.3	1.5	−	1.0	1.2	−	1.4	1.7	−	1.2	1.4	−
18〜29（歳）	1.2	1.4	−	0.9	1.1	−	1.3	1.6	−	1.0	1.2	−
30〜49（歳）	1.2	1.4	−	0.9	1.1	−	1.3	1.6	−	1.0	1.2	−
50〜64（歳）	1.1	1.3	−	0.9	1.1	−	1.2	1.5	−	1.0	1.2	−
65〜74（歳）	1.1	1.3	−	0.9	1.1	−	1.2	1.5	−	1.0	1.2	−
75以上（歳）	1.0	1.2	−	0.8	0.9	−	1.1	1.3	−	0.9	1.0	−
妊婦				+0.2	+0.2	−				+0.2	+0.3	−
授乳婦				+0.2	+0.2	−				+0.5	+0.6	−

[1] チアミン塩化物塩酸塩（分子量＝337.3）の重量として示した．
[2] 身体活動レベルⅡの推定エネルギー必要量を用いて算定した．
特記事項：推定平均必要量は，ビタミンB₁の欠乏症である脚気を予防するに足る最小必要量からではなく，尿中にビタミンB₁の排泄量が増大し始める摂取量（体内飽和量）から算定．
[3] 身体活動レベルⅡの推定エネルギー必要量を用いて算定した．
特記事項：推定平均必要量は，ビタミンB₂の欠乏症である口唇炎，口角炎，舌炎などの皮膚炎を予防するに足る最小量からではなく，尿中にビタミンB₂の排泄量が増大し始める摂取量（体内飽和量）から算定．

年齢等	ナイアシン（mgNE/日）[1,2]								ビタミン B6（mg/日）[5]							
	男性				女性				男性				女性			
	推定平均必要量	推奨量	目安量	耐容上限量[3]	推定平均必要量	推奨量	目安量	耐容上限量[3]	推定平均必要量	推奨量	目安量	耐容上限量[6]	推定平均必要量	推奨量	目安量	耐容上限量[6]
0〜5（月）	−	−	2[4]	−	−	−	2[4]	−	−	−	0.2	−	−	−	0.2	−
6〜11（月）	−	−	3	−	−	−	3	−	−	−	0.3	−	−	−	0.3	−
1〜2（歳）	5	6	−	60(15)	4	5	−	60(15)	0.4	0.5	−	10	0.4	0.5	−	10
3〜5（歳）	6	8	−	80(20)	6	7	−	80(20)	0.5	0.6	−	15	0.5	0.6	−	15
6〜7（歳）	7	9	−	100(30)	7	8	−	100(30)	0.7	0.8	−	20	0.6	0.7	−	20
8〜9（歳）	9	11	−	150(35)	8	10	−	150(35)	0.8	0.9	−	25	0.8	0.9	−	25
10〜11（歳）	11	13	−	200(45)	10	10	−	150(45)	1.0	1.1	−	30	1.0	1.1	−	30
12〜14（歳）	12	15	−	250(60)	12	14	−	250(60)	1.2	1.4	−	40	1.0	1.3	−	40
15〜17（歳）	14	17	−	300(70)	11	13	−	250(65)	1.2	1.5	−	50	1.0	1.3	−	45
18〜29（歳）	13	15	−	300(80)	9	11	−	250(65)	1.1	1.4	−	55	1.0	1.1	−	45
30〜49（歳）	13	15	−	350(85)	10	12	−	250(65)	1.1	1.4	−	60	1.0	1.1	−	45
50〜64（歳）	12	14	−	350(85)	9	11	−	250(65)	1.1	1.4	−	55	1.0	1.1	−	45
65〜74（歳）	12	14	−	300(80)	9	11	−	250(65)	1.1	1.4	−	50	1.0	1.1	−	40
75以上（歳）	11	13	−	300(75)	9	10	−	250(60)	1.1	1.4	−	50	1.0	1.1	−	40
妊婦					+0	+0	−	−					+0.2	+0.2	−	−
授乳婦					+3	+3	−	−					+0.3	+0.3	−	−

[1] ナイアシン当量（NE）＝ナイアシン＋1/60 トリプトファンで示した.
[2] 身体活動レベルⅡの推定エネルギー必要量を用いて算定した.
[3] ニコチンアミドの重量（mg/日）.（ ）内はニコチン酸の重量（mg/日）.
[4] 単位は mg/日.
[5] たんぱく質の推奨量を用いて算定した（妊婦・授乳婦の付加量は除く）.
[6] ピリドキシン（分子量＝169.2）の重量として示した.

年齢等	ビタミン B12（µg/日）[1]						葉酸（µg/日）[2]							
	男性			女性			男性				女性			
	推定平均必要量	推奨量	目安量	推定平均必要量	推奨量	目安量	推定平均必要量	推奨量	目安量	耐容上限量[3]	推定平均必要量	推奨量	目安量	耐容上限量[3]
0〜5（月）	−	−	0.4	−	−	0.4	−	−	40	−	−	−	40	−
6〜11（月）	−	−	0.5	−	−	0.5	−	−	60	−	−	−	60	−
1〜2（歳）	0.8	0.9	−	0.8	0.9	−	80	90	−	200	90	90	−	200
3〜5（歳）	0.9	1.1	−	0.9	1.1	−	90	110	−	300	90	110	−	300
6〜7（歳）	1.1	1.3	−	1.1	1.3	−	110	140	−	400	110	140	−	400
8〜9（歳）	1.3	1.6	−	1.3	1.6	−	130	160	−	500	130	160	−	500
10〜11（歳）	1.6	1.9	−	1.6	1.9	−	160	190	−	700	160	190	−	700
12〜14（歳）	2.0	2.4	−	2.0	2.4	−	200	240	−	900	200	240	−	900
15〜17（歳）	2.0	2.4	−	2.0	2.4	−	220	240	−	900	200	240	−	900
18〜29（歳）	2.0	2.4	−	2.0	2.4	−	200	240	−	900	200	240	−	900
30〜49（歳）	2.0	2.4	−	2.0	2.4	−	200	240	−	1,000	200	240	−	1,000
50〜64（歳）	2.0	2.4	−	2.0	2.4	−	200	240	−	1,000	200	240	−	1,000
65〜74（歳）	2.0	2.4	−	2.0	2.4	−	200	240	−	900	200	240	−	900
75以上（歳）	2.0	2.4	−	2.0	2.4	−	200	240	−	900	200	240	−	900
妊婦				+0.3	+0.4	−					+200[4,5]	+240[4,5]	−	−
授乳婦				+0.7	+0.8	−					+80	+100	−	−

[1] シアノコバラミン（分子量＝1,355.37）の重量として示した.
[2] プテロイルモノグルタミン酸（分子量＝441.40）の重量として示した.
[3] 通常の食品以外の食品に含まれる葉酸（狭義の葉酸）に適用する.
[4] 妊娠を計画している女性，妊娠の可能性がある女性及び妊娠初期の妊婦は，胎児の神経管閉鎖障害のリスク低減のために，通常の食品以外の食品に含まれる葉酸（狭義の葉酸）を 400 µg/日摂取することが望まれる.
[5] 付加量は，中期及び後期にのみ設定した.

年齢等	パントテン酸(mg/日)		ビオチン（μg/日）		ビタミンC（mg/日）[1]					
	男性	女性	男性	女性	男性			女性		
	目安量	目安量	目安量	目安量	推定平均必要量	推奨量	目安量	推定平均必要量	推奨量	目安量
0〜5（月）	4	4	4	4	—	—	40	—	—	40
6〜11（月）	5	5	5	5	—	—	40	—	—	40
1〜2（歳）	3	4	20	20	35	40	—	35	40	—
3〜5（歳）	4	4	20	20	40	50	—	40	50	—
6〜7（歳）	5	5	30	30	50	60	—	50	60	—
8〜9（歳）	6	5	30	30	60	70	—	60	70	—
10〜11（歳）	6	6	40	40	70	85	—	70	85	—
12〜14（歳）	7	6	50	50	85	100	—	85	100	—
15〜17（歳）	7	6	50	50	85	100	—	85	100	—
18〜29（歳）	5	5	50	50	85	100	—	85	100	—
30〜49（歳）	5	5	50	50	85	100	—	85	100	—
50〜64（歳）	6	5	50	50	85	100	—	85	100	—
65〜74（歳）	6	5	50	50	80	100	—	80	100	—
75以上（歳）	6	5	50	50	80	100	—	80	100	—
妊　婦		5		50				+10	+10	—
授乳婦		6		50				+40	+45	—

[1] ∟-アスコルビン酸（分子量＝176.12）の重量で示した.
特記事項：推定平均必要量は，ビタミンCの欠乏症である壊血病を予防するに足る最小量からではなく，心臓血管系の疾病予防効果及び抗酸化作用の観点から算定.

◎多量ミネラル

年齢等	ナトリウム（mg/日,（ ）は食塩相当量［g/日]）[1]						カリウム（mg/日）			
	男性			女性			男性		女性	
	推定平均必要量	目安量	目標量	推定平均必要量	目安量	目標量	目安量	目標量	目安量	目標量
0〜5（月）	—	100(0.3)	—	—	100(0.3)	—	400	—	400	—
6〜11（月）	—	600(1.5)	—	—	600(1.5)	—	700	—	700	—
1〜2（歳）	—	—	(3.0未満)	—	—	(3.0未満)	900	—	900	—
3〜5（歳）	—	—	(3.5未満)	—	—	(3.5未満)	1,000	1,400以上	1,000	1,400以上
6〜7（歳）	—	—	(4.5未満)	—	—	(4.5未満)	1,300	1,800以上	1,200	1,800以上
8〜9（歳）	—	—	(5.0未満)	—	—	(5.0未満)	1,500	2,000以上	1,500	2,000以上
10〜11（歳）	—	—	(6.0未満)	—	—	(6.0未満)	1,800	2,200以上	1,800	2,000以上
12〜14（歳）	—	—	(7.0未満)	—	—	(6.5未満)	2,300	2,400以上	1,900	2,400以上
15〜17（歳）	—	—	(7.5未満)	—	—	(6.5未満)	2,700	3,000以上	2,000	2,600以上
18〜29（歳）	600(1.5)	—	(7.5未満)	600(1.5)	—	(6.5未満)	2,500	3,000以上	2,000	2,600以上
30〜49（歳）	600(1.5)	—	(7.5未満)	600(1.5)	—	(6.5未満)	2,500	3,000以上	2,000	2,600以上
50〜64（歳）	600(1.5)	—	(7.5未満)	600(1.5)	—	(6.5未満)	2,500	3,000以上	2,000	2,600以上
65〜74（歳）	600(1.5)	—	(7.5未満)	600(1.5)	—	(6.5未満)	2,500	3,000以上	2,000	2,600以上
75以上（歳）	600(1.5)	—	(7.5未満)	600(1.5)	—	(6.5未満)	2,500	3,000以上	2,000	2,600以上
妊　婦				600(1.5)	—	(6.5未満)			2,000	2,600以上
授乳婦				600(1.5)	—	(6.5未満)			2,200	2,600以上

[1] 高血圧及び慢性腎臓病（CKD）の重症化予防のための食塩相当量の量は，男女とも6.0g/日未満とした.

年齢等	カルシウム（mg/日）								マグネシウム（mg/日）							
	男性				女性				男性				女性			
	推定平均必要量	推奨量	目安量	耐容上限量	推定平均必要量	推奨量	目安量	耐容上限量	推定平均必要量	推奨量	目安量	耐容上限量[1]	推定平均必要量	推奨量	目安量	耐容上限量[1]
0～5（月）	−	−	200	−	−	−	200	−	−	−	20	−	−	−	20	−
6～11（月）	−	−	250	−	−	−	250	−	−	−	60	−	−	−	60	−
1～2（歳）	350	450	−	−	350	400	−	−	60	70	−	−	60	70	−	−
3～5（歳）	500	600	−	−	450	550	−	−	80	100	−	−	80	100	−	−
6～7（歳）	500	600	−	−	450	550	−	−	110	130	−	−	110	130	−	−
8～9（歳）	550	650	−	−	600	750	−	−	140	170	−	−	140	160	−	−
10～11（歳）	600	700	−	−	600	750	−	−	180	210	−	−	180	220	−	−
12～14（歳）	850	1,000	−	−	700	800	−	−	250	290	−	−	240	290	−	−
15～17（歳）	650	800	−	−	550	650	−	−	300	360	−	−	260	310	−	−
18～29（歳）	650	800	−	2,500	550	650	−	2,500	280	340	−	−	230	270	−	−
30～49（歳）	600	750	−	2,500	550	650	−	2,500	310	370	−	−	240	290	−	−
50～64（歳）	600	750	−	2,500	550	650	−	2,500	310	370	−	−	240	290	−	−
65～74（歳）	600	750	−	2,500	550	650	−	2,500	290	350	−	−	230	280	−	−
75以上（歳）	600	700	−	2,500	500	600	−	2,500	270	320	−	−	220	260	−	−
妊　婦					+0	+0	−	−					+30	+40	−	−
授乳婦					+0	+0	−	−					+ 0	+ 0	−	−

[1] 通常の食品以外からの摂取量の耐容上限量は，成人の場合 350 mg/日，小児では 5 mg/kg 体重/日とした．それ以外の通常の食品からの摂取の場合，耐容上限量は設定しない.

◎微量ミネラル

年齢等	リン（mg/日）				鉄（mg/日）									
	男性		女性		男性				女性					
									月経なし		月経あり			
	目安量	耐容上限量	目安量	耐容上限量	推定平均必要量	推奨量	目安量	耐容上限量	推定平均必要量	推奨量	推定平均必要量	推奨量	目安量	耐容上限量
0～5（月）	120	−	120	−	−	−	0.5	−	−	−	−	−	0.5	−
6～11（月）	260	−	260	−	3.5	5.0	−	−	3.5	4.5	−	−	−	−
1～2（歳）	500	−	500	−	3.0	4.5	−	25	3.0	4.5	−	−	−	20
3～5（歳）	700	−	700	−	4.0	5.5	−	25	4.0	5.5	−	−	−	25
6～7（歳）	900	−	800	−	5.0	5.5	−	30	4.5	5.5	−	−	−	30
8～9（歳）	1,000	−	1,000	−	6.0	7.0	−	35	6.0	7.5	−	−	−	35
10～11（歳）	1,100	−	1,000	−	7.0	8.5	−	35	7.0	8.5	10.0	12.0	−	35
12～14（歳）	1,200	−	1,000	−	8.0	10.0	−	40	7.0	8.5	10.0	12.0	−	40
15～17（歳）	1,200	−	900	−	8.0	10.0	−	50	5.5	7.0	8.5	10.5	−	40
18～29（歳）	1,000	3,000	800	3,000	6.5	7.5	−	50	5.5	6.5	8.5	10.5	−	40
30～49（歳）	1,000	3,000	800	3,000	6.5	7.5	−	50	5.5	6.5	9.0	10.5	−	40
50～64（歳）	1,000	3,000	800	3,000	6.5	7.5	−	50	5.5	6.5	9.0	11.0	−	40
65～74（歳）	1,000	3,000	800	3,000	6.0	7.5	−	50	5.0	6.0	−	−	−	40
75以上（歳）	1,000	3,000	800	3,000	6.0	7.0	−	50	5.0	6.0	−	−	−	40
妊　婦　初期			800	−					+2.0	+2.5	−	−	−	−
中期・後期									+8.0	+9.5	−	−	−	−
授乳婦			800	−					+2.0	+2.5	−	−	−	−

資　料

年齢等	亜鉛（mg/日）								銅（mg/日）								マンガン（mg/日）			
	男性				女性				男性				女性				男性		女性	
	推定平均必要量	推奨量	目安量	耐容上限量	推定平均必要量	推奨量	目安量	耐容上限量	推定平均必要量	推奨量	目安量	耐容上限量	推定平均必要量	推奨量	目安量	耐容上限量	目安量	耐容上限量	目安量	耐容上限量
0～5（月）	−	−	2	−	−	−	2	−	−	−	0.3	−	−	−	0.3	−	0.01	−	0.01	−
6～11（月）	−	−	3	−	−	−	3	−	−	−	0.3	−	−	−	0.3	−	0.5	−	0.5	−
1～2（歳）	3	3	−	−	2	3	−	−	0.3	0.3	−	−	0.2	0.3	−	−	1.5	−	1.5	−
3～5（歳）	3	4	−	−	3	3	−	−	0.3	0.4	−	−	0.3	0.3	−	−	1.5	−	1.5	−
6～7（歳）	4	5	−	−	3	4	−	−	0.4	0.4	−	−	0.4	0.4	−	−	2.0	−	2.0	−
8～9（歳）	5	6	−	−	4	5	−	−	0.4	0.5	−	−	0.4	0.5	−	−	2.5	−	2.5	−
10～11（歳）	6	7	−	−	5	6	−	−	0.5	0.6	−	−	0.5	0.6	−	−	3.0	−	3.0	−
12～14（歳）	9	10	−	−	7	8	−	−	0.7	0.8	−	−	0.6	0.8	−	−	4.0	−	4.0	−
15～17（歳）	10	12	−	−	7	8	−	−	0.8	0.9	−	−	0.6	0.7	−	−	4.5	−	3.5	−
18～29（歳）	9	11	−	40	7	8	−	35	0.7	0.9	−	7	0.6	0.7	−	7	4.0	11	3.5	11
30～49（歳）	9	11	−	45	7	8	−	35	0.7	0.9	−	7	0.6	0.7	−	7	4.0	11	3.5	11
50～64（歳）	9	11	−	45	7	8	−	35	0.7	0.9	−	7	0.6	0.7	−	7	4.0	11	3.5	11
65～74（歳）	9	11	−	40	7	8	−	35	0.7	0.9	−	7	0.6	0.7	−	7	4.0	11	3.5	11
75以上（歳）	9	10	−	40	6	8	−	30	0.7	0.8	−	7	0.6	0.7	−	7	4.0	11	3.5	11
妊婦					+1	+2	−	−					+0.1	+0.1	−	−			3.5	−
授乳婦					+3	+4	−	−					+0.5	+0.6	−	−			3.5	−

年齢等	ヨウ素（μg/日）								セレン（μg/日）							
	男性				女性				男性				女性			
	推定平均必要量	推奨量	目安量	耐容上限量	推定平均必要量	推奨量	目安量	耐容上限量	推定平均必要量	推奨量	目安量	耐容上限量	推定平均必要量	推奨量	目安量	耐容上限量
0～5（月）	−	−	100	250	−	−	100	250	−	−	15	−	−	−	15	−
6～11（月）	−	−	130	250	−	−	130	250	−	−	15	−	−	−	15	−
1～2（歳）	35	50	−	300	35	50	−	300	10	10	−	100	10	10	−	100
3～5（歳）	45	60	−	400	45	60	−	400	10	15	−	100	10	10	−	100
6～7（歳）	55	75	−	550	55	75	−	550	15	15	−	150	15	15	−	150
8～9（歳）	65	90	−	700	65	90	−	700	15	20	−	200	15	20	−	200
10～11（歳）	80	110	−	900	80	110	−	900	20	25	−	250	20	25	−	250
12～14（歳）	95	140	−	2,000	95	140	−	2,000	25	30	−	350	25	30	−	300
15～17（歳）	100	140	−	3,000	100	140	−	3,000	30	35	−	400	20	25	−	350
18～29（歳）	95	130	−	3,000	95	130	−	3,000	25	30	−	450	20	25	−	350
30～49（歳）	95	130	−	3,000	95	130	−	3,000	25	30	−	450	20	25	−	350
50～64（歳）	95	130	−	3,000	95	130	−	3,000	25	30	−	450	20	25	−	350
65～74（歳）	95	130	−	3,000	95	130	−	3,000	25	30	−	450	20	25	−	350
75以上（歳）	95	130	−	3,000	95	130	−	3,000	25	30	−	400	20	25	−	350
妊婦					+ 75	+110	−	−1					+ 5	+ 5	−	−
授乳婦					+100	+140	−	−1					+15	+20	−	−

1 妊婦及び授乳婦の耐容上限量は，2,000 μg/日とした．

年齢等	クロム（μg/日）				モリブデン（μg/日）							
	男性		女性		男性				女性			
	目安量	耐容上限量	目安量	耐容上限量	推定平均必要量	推奨量	目安量	耐容上限量	推定平均必要量	推奨量	目安量	耐容上限量
0〜5　（月）	0.8	−	0.8	−	−	−	2	−	−	−	2	−
6〜11（月）	1.0	−	1.0	−	−	−	5	−	−	−	5	−
1〜2　（歳）	−	−	−	−	10	10	−	−	10	10	−	−
3〜5　（歳）	−	−	−	−	10	10	−	−	10	10	−	−
6〜7　（歳）	−	−	−	−	10	15	−	−	10	15	−	−
8〜9　（歳）	−	−	−	−	15	20	−	−	15	15	−	−
10〜11（歳）	−	−	−	−	15	20	−	−	15	20	−	−
12〜14（歳）	−	−	−	−	20	25	−	−	20	25	−	−
15〜17（歳）	−	−	−	−	25	30	−	−	20	25	−	−
18〜29（歳）	10	500	10	500	20	30	−	600	20	25	−	500
30〜49（歳）	10	500	10	500	25	30	−	600	20	25	−	500
50〜64（歳）	10	500	10	500	25	30	−	600	20	25	−	500
65〜74（歳）	10	500	10	500	20	30	−	600	20	25	−	500
75以上（歳）	10	500	10	500	20	25	−	600	20	25	−	500
妊　婦			10	−					+0	+0	−	−
授乳婦			10	−					+3	+3	−	−

索引

【編者略歴】

小切間美保（こぎりまみほ）
1988 年　同志社女子大学家政学部卒業
1990 年　徳島大学大学院栄養学研究科修了
1990 年　辻学園中央研究室研究員
1992 年　同志社女子大学家政学部実習助手
1994 年　大阪府立看護大学医療技術短期大学部助手
1998 年　同志社女子大学生活科学部専任講師
2003 年　同志社女子大学生活科学部助教授
2009 年　同志社女子大学生活科学部教授

木戸康博（きどやすひろ）
1979 年　徳島大学医学部栄養学科卒業
1981 年　徳島大学大学院栄養学研究科修了
1981 年　大塚製薬株式会社徳島研究所研究員
1987 年　徳島大学医学部助手
1997 年　京都府立大学人間環境学部助教授
2007 年　京都府立大学人間環境学部教授
2008 年　京都府立大学大学院生命環境科学研究科教授
2017 年　金沢学院大学人間健康学部教授
2020 年　甲南女子大学医療栄養学部教授

管理栄養士養成のための栄養学教育モデル・コア・カリキュラム準拠
第 4 巻　栄養管理の基本　栄養ケア・マネジメントと食事摂取基準の理解
ISBN978-4-263-72031-8

2021 年 3 月 25 日　第 1 版第 1 刷発行
2023 年 1 月 10 日　第 1 版第 3 刷発行

監　修　特定非営利活動法人
　　　　日本栄養改善学会
編　者　小 切 間 美 保
　　　　木 戸 康 博
発行者　白 石 泰 夫

発行所　医歯薬出版株式会社

〒113-8612　東京都文京区本駒込 1-7-10
TEL.　(03)5395-7626(編集)・7616(販売)
FAX.　(03)5395-7624(編集)・8563(販売)
https://www.ishiyaku.co.jp/
郵便振替番号 00190-5-13816

乱丁，落丁の際はお取り替えいたします　　　印刷・あづま堂印刷／製本・皆川製本所
© Ishiyaku Publishers, Inc., 2021. Printed in Japan

ISBN978-4-263-72031-8 C3347 ¥2400E　0

定価2,640円（本体2,400円＋税10%）